大きな数字で見やすい!

目で見る食品 **糖質量**

たんぱく質量

データブック

JN047198

健康づくりに役立つ！
食品成分表八訂に対応した最新版！

大きな数字で見やすい！
目で見る食品 **糖質量 たんぱく質量** データブック

Contents

Part5 市販食品

Part6 ダイエットの基礎知識

この本の特長と使い方

 特長 1 食品データの数字が大きくて見やすい！

食品1355点の糖質、たんぱく質、カロリー、脂質、塩分の数値を写真とともに大きく紹介。食品の栄養価がひと目でわかります。

 特長 2 コンビニ・スーパーなどの市販食品も充実

パンやお菓子、インスタント食品、冷凍食品など、市販食品のデータも多数掲載。買い物をするときの参考にしてください。

特長 3 太りにくい食生活の基本をレシピとともに解説

ダイエットや健康づくりに役立つ糖質・カロリーオフの方法や、調理のコツをレシピとともに紹介しています。

▶**食品名** 素材や料理、商品の名前

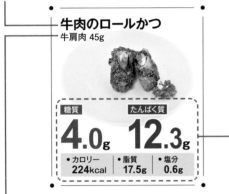

牛肉のロールかつ
牛肩肉 45g

糖質	たんぱく質
4.0g	**12.3g**

●カロリー	●脂質	●塩分
224kcal	**17.5g**	**0.6g**

▶**主材料名や重量など**
主材料名が食品名と同じ場合は重量のみ記載。素材では写真の重量、料理名は主材料の重量を記載しています。

▶**成分データ**
写真の食品や料理の糖質、カロリー、たんぱく質、脂質、塩分（食塩相当量）を記載。微量の場合は「Tr」、企業未発表の数値は「−」と表記。

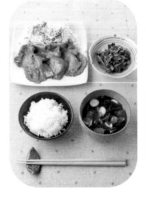
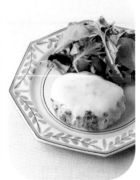

この本のデータについて

- 成分データの算出は、文部科学省科学技術・学術審議会資源調査分科会により公表された「日本食品標 準成分表2020年版（八訂）」に準拠しています。成分表にない市販品は、企業発表のデータを使用しています。市販商品の数値は、一部、編集部が算出しています。 変動するデータは最大値を記載。
- 成分データは、たんぱく質はアミノ酸組成によるたんぱく質、脂質はトリアセルグリセロール当量、塩分は食塩相当量の数値を表記しています。P67「素材」について、一部数値の発表がないものは、従来の算出方法によるたんぱく質、脂質の数値を記載し、＊マークをつけています。糖質は炭水化物から食物繊維を引いた数値を記載しています。一部市販食品については炭水化物量を糖質量の参考値としているものがあります。数値の発表がないものに関しては、炭水化物量を記載し、＊マークをつけています。塩分は、最小記載量（0.1g）の5/10未満を0gと表記しています。
- 素材は糖質量の少ない順に並べ、糖質量が同じものは五十音順に並べています。料理は主材料名の五十音順に並べ、主材料が同じものは糖質量の少ない順に並べています。一部主材料のカテゴリーごとに並べているものもあります。
- 素材の重量には、骨や皮など食べられない部分の重さ（廃棄量）も含まれていますが、成分データは、食べられる部分のみの数値を計算しています。肉は脂身つき、とり肉は皮つきで算出、牛肉は国産牛、豚肉は大型種、とり肉は若どりで算出しています。
- 料理は、素材で紹介していない食品を主材料に使っている場合もあります。
- 一部のデータは、企業が100gまたは100㎖あたりで計測した数値を1商品あたりの数値に編集部が換算しています。
- 市販食品の糖質には、一部、エリスリトール、マルチトール、フラクトオリゴ糖が含まれていません。また、塩分が0.01g未満のものはTrと表記しています。
- 市販食品、外食メニューは、2023年7月現在の情報です。市販食品は販売地域が限定されている商品も掲蔵しています。商品は予告なく、販売終了および商品仕様が変更となる可能性があります。

Part 1

定番料理

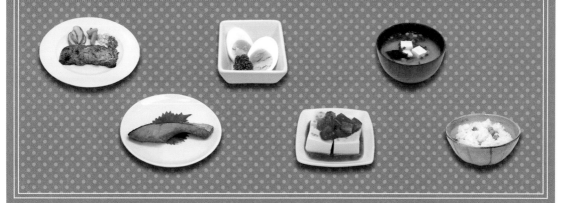

料理

肉

牛肉の野菜巻き
牛肩肉 40g

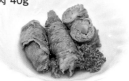

糖質 **3.8**g たんぱく質 **7.4**g

●カロリー	●脂質	●塩分
111kcal	7.2g	0.6g

牛肉のロールカツ
牛肩肉 45g

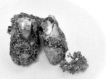

糖質 **4.0**g たんぱく質 **12.3**g

●カロリー	●脂質	●塩分
224kcal	17.5g	0.6g

チンジャオロース
牛肩肉 60g

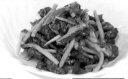

糖質 **10.6**g たんぱく質 **12.7**g

●カロリー	●脂質	●塩分
301kcal	21.6g	1.7g

牛肉の柳川風
牛肩肉 60g

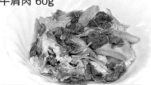

糖質 **10.9**g たんぱく質 **18.7**g

●カロリー	●脂質	●塩分
283kcal	16.9g	1.6g

ビーフシチュー
牛肩肉 60g

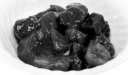

糖質 **13.5**g たんぱく質 **13.4**g

●カロリー	●脂質	●塩分
251kcal	12.0g	1.2g

牛肉の赤ワイン煮込み
牛肩肉 80g

糖質 **14.5**g たんぱく質 **17.2**g

●カロリー	●脂質	●塩分
340kcal	16.1g	1.4g

牛肉のみそ焼き
牛肩ロース肉 60g

糖質 **5.1**g たんぱく質 **9.5**g

●カロリー	●脂質	●塩分
228kcal	16.5g	1.8g

サイコロステーキ
牛サーロイン肉 80g

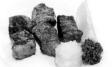

糖質 **2.2**g たんぱく質 **11.3**g

●カロリー	●脂質	●塩分
274kcal	22.8g	0.8g

サーロインステーキ
牛サーロイン肉 130g

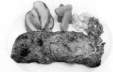

糖質 **18.1**g たんぱく質 **19.8**g

●カロリー	●脂質	●塩分
569kcal	43.3g	2.1g

牛すじ肉の煮込み
牛すじ肉 60g

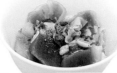

糖質 **7.2**g たんぱく質 **18.4**g

●カロリー	●脂質	●塩分
141kcal	2.6g	2.3g

どて焼き
牛すじ肉 60g

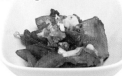

糖質 **14.4**g たんぱく質 **18.6**g

●カロリー	●脂質	●塩分
178kcal	3.2g	1.7g

牛ヒレ肉のオイスターソース炒め
牛ヒレ肉 70g

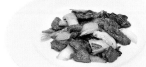

糖質	たんぱく質
4.0g	**13.5**g

●カロリー	●脂質	●塩分
199kcal	13.0g	1.7g

ビーフステーキ
牛ヒレ肉 130g

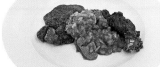

糖質	たんぱく質
5.0g	**24.1**g

●カロリー	●脂質	●塩分
308kcal	18.7g	2.0g

ビーフカツ
牛ヒレ肉 100g

糖質	たんぱく質
11.6g	**20.6**g

●カロリー	●脂質	●塩分
369kcal	24.4g	0.8g

モツ鍋
牛モツ 100g

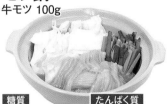

糖質	たんぱく質
11.7g	**10.8**g

●カロリー	●脂質	●塩分
251kcal	14.1g	2.4g

牛肉のたたき
牛もも肉 160g

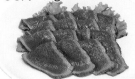

糖質	たんぱく質
0.7g	**28.7**g

●カロリー	●脂質	●塩分
237kcal	9.8g	1.8g

しゃぶしゃぶ
牛リブロース肉 105g

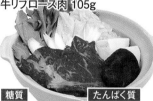

糖質	たんぱく質
6.2g	**20.3**g

●カロリー	●脂質	●塩分
460kcal	36.2g	0.5g

すき焼き
牛リブロース肉 100g

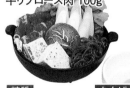

糖質	たんぱく質
14.7g	**24.3**g

●カロリー	●脂質	●塩分
598kcal	44.5g	2.5g

レバにら
牛レバー 60g

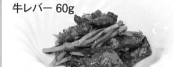

糖質	たんぱく質
6.4g	**11.7**g

●カロリー	●脂質	●塩分
134kcal	4.9g	1.7g

ささみのわさび焼き
ささみ 50g

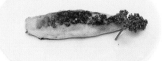

糖質	たんぱく質
0.2g	**9.9**g

●カロリー	●脂質	●塩分
59kcal	1.2g	0.6g

とり刺し
ささみ 45g

糖質	たんぱく質
0.2g	**8.9**g

●カロリー	●脂質	●塩分
46kcal	0.2g	0.1g

ささみの梅肉はさみ揚げ
ささみ 40g

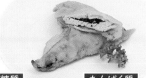

糖質	たんぱく質
1.9g	**8.2**g

●カロリー	●脂質	●塩分
114kcal	7.4g	1.3g

ささみのフリッター
ささみ 40g

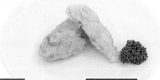

糖質	たんぱく質
3.1g	**8.5**g

●カロリー	●脂質	●塩分
81kcal	3.1g	0.3g

さささみのチーズフライ
ささみ 40g

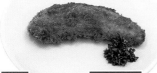

糖質	たんぱく質
4.6g	**11.2**g

・カロリー	・脂質	・塩分
147kcal	8.4g	0.6g

ささみのロールカツ
ささみ 60g

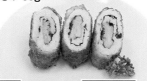

糖質	たんぱく質
4.7g	**17.2**g

・カロリー	・脂質	・塩分
225kcal	14.0g	2.1g

フライドチキン
とり手羽肉 75g

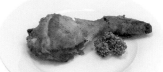

糖質	たんぱく質
2.2g	**8.3**g

・カロリー	・脂質	・塩分
149kcal	11.7g	0.3g

手羽先のから揚げ
とり手羽肉 115g

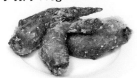

糖質	たんぱく質
3.3g	**12.5**g

・カロリー	・脂質	・塩分
165kcal	11.1g	0.4g

手羽先の香り揚げ
とり手羽肉 75g

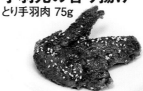

糖質	たんぱく質
5.9g	**8.8**g

・カロリー	・脂質	・塩分
133kcal	7.6g	1.1g

タンドリーチキン
とり手羽元 120g

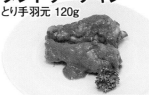

糖質	たんぱく質
4.5g	**15.2**g

・カロリー	・脂質	・塩分
180kcal	11.2g	1.2g

バンバンジー
とり胸肉 50g

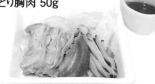

糖質	たんぱく質
3.7g	**10.1**g

・カロリー	・脂質	・塩分
108kcal	4.3g	1.1g

とりとカシューナッツの炒めもの
とり胸肉 60g

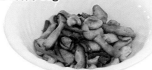

糖質	たんぱく質
17.5g	**17.7**g

・カロリー	・脂質	・塩分
380kcal	23.6g	1.8g

チキンソテー
とりもも肉 80g

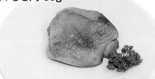

糖質	たんぱく質
0.0g	**13.6**g

・カロリー	・脂質	・塩分
166kcal	12.4g	1.0g

とりの炭火焼き
とりもも肉 160g

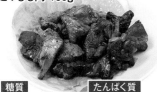

糖質	たんぱく質
0.5g	**27.3**g

・カロリー	・脂質	・塩分
315kcal	22.6g	1.8g

チキンソテー（きのこソース）
とりもも肉 80g

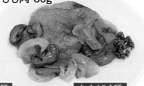

糖質	たんぱく質
2.0g	**14.0**g

・カロリー	・脂質	・塩分
192kcal	13.9g	1.6g

とりの照り焼き
とりもも肉 80g

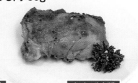

糖質	たんぱく質
3.1g	**14.0**g

・カロリー	・脂質	・塩分
186kcal	12.6g	0.9g

とりのから揚げ
とりもも肉 120g

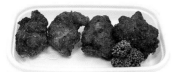

糖質	たんぱく質
5.3g	**20.6**g

•カロリー	•脂質	•塩分
264kcal	17.4g	0.7g

とり天
とりもも肉 90g

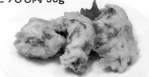

糖質	たんぱく質
6.2g	**16.3**g

•カロリー	•脂質	•塩分
311kcal	23.7g	1.0g

チキン南蛮
とりもも肉 80g

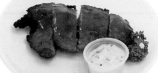

糖質	たんぱく質
7.4g	**15.4**g

•カロリー	•脂質	•塩分
355kcal	27.1g	1.8g

とり肉の治部煮
とりもも肉 60g

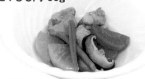

糖質	たんぱく質
9.3g	**11.6**g

•カロリー	•脂質	•塩分
165kcal	8.2g	1.6g

とりのみそ焼き
とりもも肉 80g

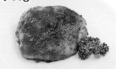

糖質	たんぱく質
10.5g	**14.5**g

•カロリー	•脂質	•塩分
227kcal	12.7g	0.8g

親子煮
とりもも肉 50g

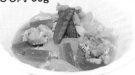

糖質	たんぱく質
9.4g	**15.8**g

•カロリー	•脂質	•塩分
237kcal	13.9g	1.8g

とりのクリーム煮
とりもも肉 80g

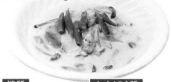
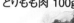

糖質	たんぱく質
9.9g	**18.4**g

•カロリー	•脂質	•塩分
317kcal	21.7g	1.1g

ユーリンチ
とりもも肉 100g

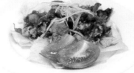

糖質	たんぱく質
10.0g	**17.9**g

•カロリー	•脂質	•塩分
270kcal	16.8g	1.4g

とりのから揚げ（ねぎソース）
とりもも肉 120g

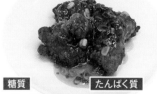

糖質	たんぱく質
10.5g	**21.5**g

•カロリー	•脂質	•塩分
292kcal	17.4g	1.8g

チキンカツ
とりもも肉 100g

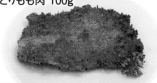

糖質	たんぱく質
11.1g	**19.9**g

•カロリー	•脂質	•塩分
382kcal	27.8g	0.9g

寄せ鍋
とりもも肉 40g

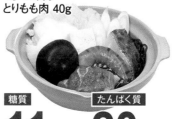

糖質	たんぱく質
11.6g	**20.8**g

•カロリー	•脂質	•塩分
235kcal	7.3g	2.6g

とり肉と野菜のトマト煮
とりもも肉 80g

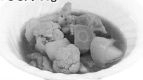

糖質	たんぱく質
13.0g	**16.1**g

•カロリー	•脂質	•塩分
286kcal	15.5g	1.5g

定番料理

…
肉

筑前煮
とりもも肉 50g

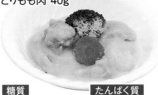

糖質	たんぱく質
15.6g	**11.3**g

●カロリー	●脂質	●塩分
232kcal	11.6g	2.6g

クリームシチュー
とりもも肉 40g

糖質	たんぱく質
18.5g	**13.3**g

●カロリー	●脂質	●塩分
267kcal	13.9g	0.9g

水炊き
とりもも肉 80g

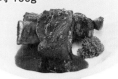

糖質	たんぱく質
19.1g	**22.4**g

●カロリー	●脂質	●塩分
314kcal	14.5g	3.5g

とり肉の甘酢あん
とりもも肉 70g

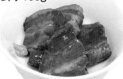

糖質	たんぱく質
24.9g	**13.1**g

●カロリー	●脂質	●塩分
265kcal	11.5g	1.5g

ホイコーロー
豚肩ロース肉 50g

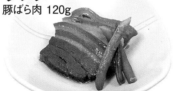

糖質	たんぱく質
9.4g	**9.0**g

●カロリー	●脂質	●塩分
270kcal	19.2g	3.4g

スペアリブ煮
豚ばら肉 100g

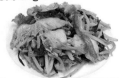

糖質	たんぱく質
3.4g	**13.0**g

●カロリー	●脂質	●塩分
385kcal	35.1g	2.3g

豚の角煮
豚ばら肉 100g

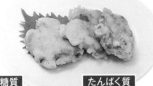

糖質	たんぱく質
8.6g	**13.4**g

●カロリー	●脂質	●塩分
415kcal	35.0g	1.4g

ラフテー
豚ばら肉 120g

糖質	たんぱく質
10.5g	**16.3**g

●カロリー	●脂質	●塩分
499kcal	41.9g	1.8g

豚キムチ
豚もも肉 50g

糖質	たんぱく質
2.3g	**9.3**g

●カロリー	●脂質	●塩分
187kcal	13.6g	1.2g

豚天
豚もも肉 60g

糖質	たんぱく質
2.9g	**10.7**g

●カロリー	●脂質	●塩分
183kcal	13.0g	0.1g

豚肉の野菜巻き
豚もも肉 80g

糖質	たんぱく質
7.6g	**14.7**g

●カロリー	●脂質	●塩分
193kcal	9.3g	0.8g

豚肉の竜田揚げ
豚もも肉 80g

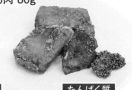

糖質	たんぱく質
8.1g	**13.9**g

●カロリー	●脂質	●塩分
205kcal	10.7g	0.9g

キムチ鍋
豚もも肉 60g

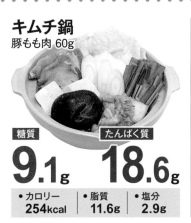

糖質	たんぱく質
9.1g	18.6g

●カロリー	●脂質	●塩分
254kcal	11.6g	2.9g

野菜鍋
豚もも肉 60g

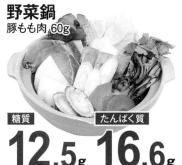

糖質	たんぱく質
12.5g	16.6g

●カロリー	●脂質	●塩分
254kcal	10.5g	2.4g

みそ鍋
豚もも肉 50g

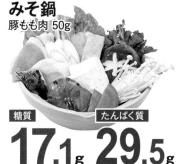

糖質	たんぱく質
17.1g	29.5g

●カロリー	●脂質	●塩分
361kcal	12.8g	3.5g

酢豚
豚もも肉 65g

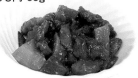

糖質	たんぱく質
38.0g	13.4g

●カロリー	●脂質	●塩分
350kcal	13.2g	3.3g

春巻き
豚もも肉 30g、春巻きの皮 50g

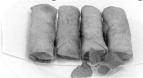

糖質	たんぱく質
41.8g	10.9g

●カロリー	●脂質	●塩分
574kcal	34.8g	2.0g

豚肉の塩焼き
豚ロース肉 60g

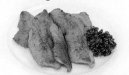

糖質	たんぱく質
0.1g	10.3g

●カロリー	●脂質	●塩分
160kcal	12.3g	0.7g

ポークステーキ
豚ロース肉 100g

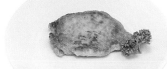

糖質	たんぱく質
0.3g	17.2g

●カロリー	●脂質	●塩分
266kcal	20.4g	1.1g

ポークピカタ
豚ロース肉 90g

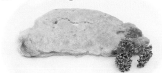

糖質	たんぱく質
2.2g	16.5g

●カロリー	●脂質	●塩分
282kcal	21.7g	0.6g

しょうが焼き
豚ロース肉 90g

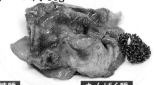

糖質	たんぱく質
3.9g	16.1g

●カロリー	●脂質	●塩分
262kcal	18.4g	1.5g

豚肉のみそ焼
豚ロース肉 60g

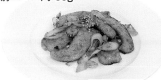

糖質	たんぱく質
4.8g	11.6g

●カロリー	●脂質	●塩分
201kcal	12.9g	1.8g

豚肉のチーズ焼き
豚ロース肉 90g

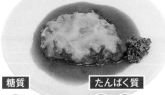

糖質	たんぱく質
6.4g	20.0g

●カロリー	●脂質	●塩分
323kcal	22.9g	2.0g

ポークチャップ
豚ロース肉 90g

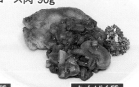

糖質	たんぱく質
9.3g	16.3g

●カロリー	●脂質	●塩分
306kcal	20.6g	1.7g

定番料理

……肉

トンカツ
豚ロース肉 100g

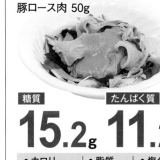

糖質	たんぱく質
11.3g	20.1g

●カロリー	●脂質	●塩分
440kcal	32.8g	0.8g

豚冷しゃぶの酢みそかけ
豚ロース肉 50g

糖質	たんぱく質
15.2g	11.2g

●カロリー	●脂質	●塩分
208kcal	9.9g	1.8g

みそカツ
豚ロース肉 100g

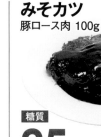

糖質	たんぱく質
25.0g	22.1g

●カロリー	●脂質	●塩分
521kcal	33.7g	3.1g

テビチ
豚足 200g

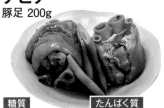

糖質	たんぱく質
10.1g	25.1g

●カロリー	●脂質	●塩分
330kcal	19.6g	1.9g

ミミガーのピーナッツあえ
ミミガー 35g

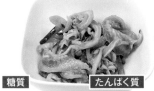

糖質	たんぱく質
4.2g	9.0g

●カロリー	●脂質	●塩分
137kcal	9.1g	0.6g

酢モツ
豚モツ 50g

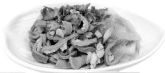

糖質	たんぱく質
1.5g	5.9g

●カロリー	●脂質	●塩分
88kcal	5.5g	0.6g

モツ煮込み
豚モツ 50g

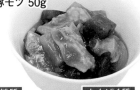

糖質	たんぱく質
19.6g	7.3g

●カロリー	●脂質	●塩分
195kcal	7.3g	2.7g

馬刺し
馬肉 30g

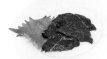

糖質	たんぱく質
0.1g	5.3g

●カロリー	●脂質	●塩分
31kcal	0.7g	0.1g

ジンギスカン
ラム肩肉 100g

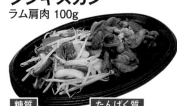

糖質	たんぱく質
4.4g	18.3g

●カロリー	●脂質	●塩分
231kcal	15.4g	0.2g

メンチカツ
合びき肉 60g

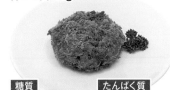

糖質	たんぱく質
7.9g	11.7g

●カロリー	●脂質	●塩分
285kcal	21.7g	0.8g

和風ハンバーグ
合びき肉 100g

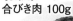
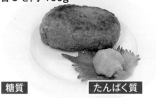

糖質	たんぱく質
10.3g	18.3g

●カロリー	●脂質	●塩分
401kcal	29.9g	1.9g

ピーマンの肉詰め
合びき肉 40g

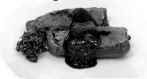

糖質	たんぱく質
11.5g	7.6g

●カロリー	●脂質	●塩分
212kcal	14.0g	2.1g

ハンバーグ（ケチャップソース）
合びき肉 100g

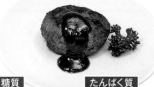

糖質	たんぱく質
15.3g	**18.0**g

・カロリー	・脂質	・塩分
419kcal	29.9g	2.7g

ミートローフ
合びき肉 100g

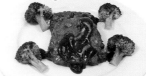

糖質	たんぱく質
19.4g	**20.7**g

・カロリー	・脂質	・塩分
386kcal	22.4g	3.1g

ロールキャベツ
合びき肉 100g

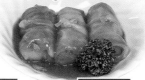

糖質	たんぱく質
24.6g	**20.0**g

・カロリー	・脂質	・塩分
417kcal	24.1g	3.2g

ミートソースグラタン
牛ひき肉 50g、マカロニ（ゆで）95g

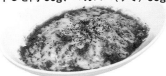

糖質	たんぱく質
37.8g	**22.2**g

・カロリー	・脂質	・塩分
497kcal	26.4g	3.3g

チキンナゲット
とりひき肉 100g

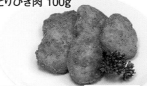

糖質	たんぱく質
5.4g	**16.6**g

・カロリー	・脂質	・塩分
226kcal	13.5g	0.7g

松風焼き
とりひき肉 60g

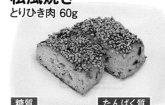

糖質	たんぱく質
8.1g	**11.5**g

・カロリー	・脂質	・塩分
175kcal	8.6g	1.5g

ちゃんこ鍋
とりもも肉 40g、とりひき肉 60g

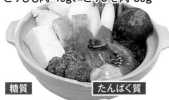

糖質	たんぱく質
13.2g	**26.0**g

・カロリー	・脂質	・塩分
359kcal	17.0g	2.2g

肉団子と春雨の中華煮
豚ひき肉 65g

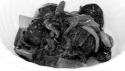

糖質	たんぱく質
11.0g	**13.8**g

・カロリー	・脂質	・塩分
232kcal	14.0g	1.6g

しゅうまい
豚ひき肉 45g

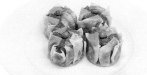

糖質	たんぱく質
13.6g	**8.7**g

・カロリー	・脂質	・塩分
176kcal	9.3g	1.0g

肉団子と野菜のくず煮
豚ひき肉 65g

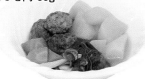

糖質	たんぱく質
16.9g	**13.9**g

・カロリー	・脂質	・塩分
255kcal	13.2g	2.4g

ギョーザ
豚ひき肉 18g、ギョーザの皮 30g

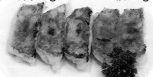

糖質	たんぱく質
19.4g	**5.9**g

・カロリー	・脂質	・塩分
195kcal	9.5g	1.0g

肉団子の甘酢あん
豚ひき肉 100g

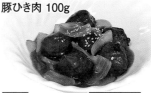

糖質	たんぱく質
24.3g	**19.2**g

・カロリー	・脂質	・塩分
370kcal	20.9g	3.2g

料理
・・・

魚介

あじの開き
あじ1尾 90g

糖質	たんぱく質
0.9g	**10.2**g

●カロリー	●脂質	●塩分
95kcal	4.0g	1.0g

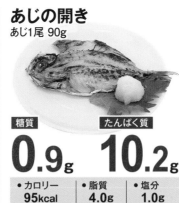

あじのマリネ
あじ1尾 130g

糖質	たんぱく質
4.2g	**10.4**g

●カロリー	●脂質	●塩分
178kcal	12.2g	0.9g

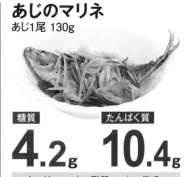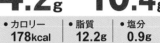

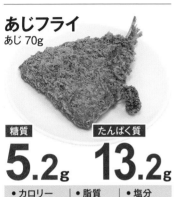

あじフライ
あじ 70g

糖質	たんぱく質
5.2g	**13.2**g

●カロリー	●脂質	●塩分
251kcal	18.2g	0.7g

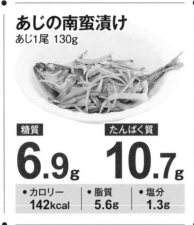

あじの南蛮漬け
あじ1尾 130g

糖質	たんぱく質
6.9g	**10.7**g

●カロリー	●脂質	●塩分
142kcal	5.6g	1.3g

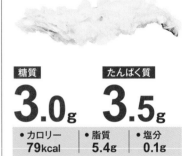

あなご天ぷら
あなご 20g

糖質	たんぱく質
3.0g	**3.5**g

●カロリー	●脂質	●塩分
79kcal	5.4g	0.1g

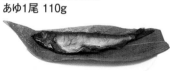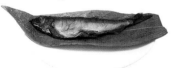

あゆの甘露煮
あゆ1尾 110g

糖質	たんぱく質
11.1g	**10.2**g

●カロリー	●脂質	●塩分
118kcal	1.2g	3.3g

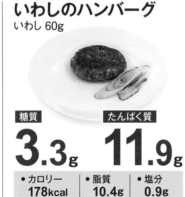

いわしのハンバーグ
いわし 60g

糖質	たんぱく質
3.3g	**11.9**g

●カロリー	●脂質	●塩分
178kcal	10.4g	0.9g

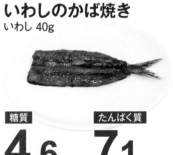

いわしのかば焼き
いわし 40g

糖質	たんぱく質
4.6g	**7.1**g

●カロリー	●脂質	●塩分
117kcal	6.3g	0.6g

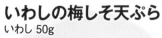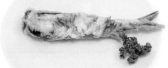

いわしの梅しそ天ぷら
いわし 50g

糖質	たんぱく質
3.7g	**8.9**g

●カロリー	●脂質	●塩分
161kcal	10.8g	1.2g

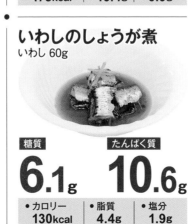

いわしのしょうが煮
いわし 60g

糖質	たんぱく質
6.1g	**10.6**g

●カロリー	●脂質	●塩分
130kcal	4.4g	1.9g

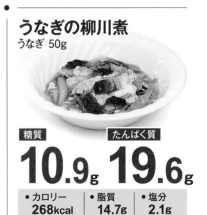

うなぎの柳川煮
うなぎ 50g

糖質	たんぱく質
10.9g	**19.6**g

●カロリー	●脂質	●塩分
268kcal	14.7g	2.1g

かつおのたたき
かつお 120g

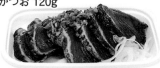

糖質	たんぱく質
1.4g	**24.7**g

●カロリー	●脂質	●塩分
186kcal	5.9g	0.1g

かれいのから揚げ
かれい 200g

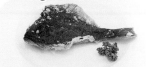

糖質	たんぱく質
1.5g	**18.0**g

●カロリー	●脂質	●塩分
127kcal	4.4g	0.5g

かれいの煮つけ
かれい 200g

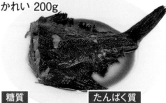

糖質	たんぱく質
7.2g	**18.3**g

●カロリー	●脂質	●塩分
130kcal	1.0g	1.4g

白身魚の天ぷら
きす 20g

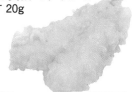

糖質	たんぱく質
3.0g	**3.8**g

●カロリー	●脂質	●塩分
64kcal	3.8g	0.1g

きびなごのから揚げ
きびなご 50g

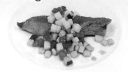

糖質	たんぱく質
2.4g	**8.0**g

●カロリー	●脂質	●塩分
86kcal	3.3g	0.6g

サーモンの刺身
サーモン 50g

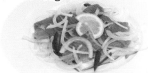

糖質	たんぱく質
0.7g	**8.6**g

●カロリー	●脂質	●塩分
88kcal	4.8g	0.0g

サーモンのグリエ
サーモン 70g

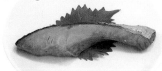

糖質	たんぱく質
3.3g	**13.7**g

●カロリー	●脂質	●塩分
281kcal	21.9g	0.9g

サーモンマリネ
サーモン 55g

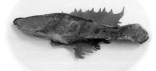

糖質	たんぱく質
3.3g	**10.2**g

●カロリー	●脂質	●塩分
162kcal	11.0g	0.5g

さけの塩焼き
さけ 60g

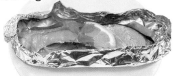

糖質	たんぱく質
0.0g	**11.4**g

●カロリー	●脂質	●塩分
75kcal	2.2g	1.1g

さけのゆうあん焼き
さけ 60g

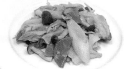

糖質	たんぱく質
1.2g	**11.6**g

●カロリー	●脂質	●塩分
84kcal	2.2g	0.5g

さけのホイル焼き
さけ 70g

糖質	たんぱく質
3.3g	**13.5**g

●カロリー	●脂質	●塩分
134kcal	4.1g	1.2g

さけのちゃんちゃん焼き
さけ 60g

糖質	たんぱく質
12.9g	**14.5**g

●カロリー	●脂質	●塩分
283kcal	16.0g	2.1g

定番料理

…魚介

焼きさば
さば 80g

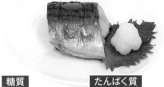

糖質		たんぱく質	
1.0g		**14.4**g	

●カロリー	●脂質	●塩分
174kcal	10.2g	1.0g

さばのみそ煮
さば 80g

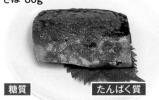

糖質		たんぱく質	
6.8g		**15.0**g	

●カロリー	●脂質	●塩分
213kcal	10.6g	1.0g

さばの揚げおろし煮
さば 80g

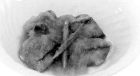

糖質		たんぱく質	
11.3g		**15.0**g	

●カロリー	●脂質	●塩分
264kcal	14.1g	1.6g

さわらの刺身
さわら 50g

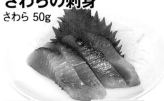

糖質		たんぱく質	
0.6g		**9.1**g	

●カロリー	●脂質	●塩分
84kcal	4.2g	0.1g

さわらの煮つけ
さわら 70g

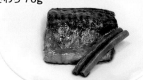

糖質		たんぱく質	
2.8g		**13.0**g	

●カロリー	●脂質	●塩分
133kcal	5.9g	0.8g

さわらのみそ焼き
さわら 70g

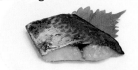

糖質		たんぱく質	
3.1g		**13.4**g	

●カロリー	●脂質	●塩分
133kcal	6.2g	1.2g

さんまの塩焼き
さんま 75g

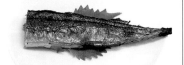

糖質		たんぱく質	
0.0g		**8.2**g	

●カロリー	●脂質	●塩分
144kcal	11.4g	0.9g

さんまの竜田揚げ
さんま 150g

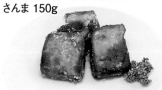

糖質		たんぱく質	
6.2g		**16.6**g	

●カロリー	●脂質	●塩分
353kcal	26.1g	1.0g

ししゃも焼き
ししゃも 100g

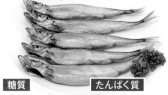

糖質		たんぱく質	
0.2g		**17.4**g	

●カロリー	●脂質	●塩分
152kcal	7.1g	1.2g

カルパッチョ
たい 60g

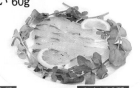

糖質		たんぱく質	
0.3g		**11.4**g	

●カロリー	●脂質	●塩分
105kcal	5.5g	0.2g

白身魚のホワイトソース煮
たい 60g

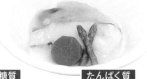

糖質		たんぱく質	
13.0g		**14.5**g	

●カロリー	●脂質	●塩分
243kcal	13.2g	1.1g

白身魚のトマト煮
たい 70g

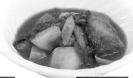

糖質		たんぱく質	
16.0g		**15.2**g	

●カロリー	●脂質	●塩分
272kcal	11.9g	1.8g

たらの一夜干し
たら 40g

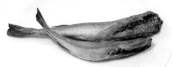

糖質	たんぱく質
0.2g	**5.7**g

・カロリー	・脂質	・塩分
32kcal	0.0g	1.7g

たらのハーブ焼き
たら 70g

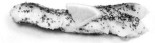

糖質	たんぱく質
0.3g	**10.0**g

・カロリー	・脂質	・塩分
70kcal	2.2g	0.6g

白身魚のピカタ
たら 70g

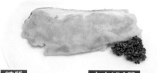

糖質	たんぱく質
2.4g	**10.8**g

・カロリー	・脂質	・塩分
100kcal	4.0g	0.6g

たらのホイル焼き
たら 70g

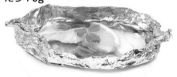

糖質	たんぱく質
3.3g	**10.2**g

・カロリー	・脂質	・塩分
98kcal	1.6g	1.3g

白身魚の香草パン粉焼き
たら 70g

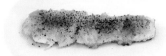

糖質	たんぱく質
3.6g	**11.6**g

・カロリー	・脂質	・塩分
153kcal	8.9g	0.8g

白身魚のフライ
たら 60g

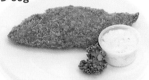

糖質	たんぱく質
5.3g	**10.5**g

・カロリー	・脂質	・塩分
199kcal	13.7g	0.8g

たらのポワレ
たら 70g

糖質	たんぱく質
7.3g	**12.1**g

・カロリー	・脂質	・塩分
224kcal	14.0g	1.0g

ブイヤベース
たら 60g、えび 40g、はまぐり 20g

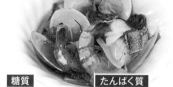

糖質	たんぱく質
5.8g	**16.2**g

・カロリー	・脂質	・塩分
157kcal	3.7g	1.3g

たらちり
たら 60g

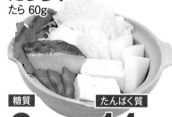

糖質	たんぱく質
6.9g	**14.2**g

・カロリー	・脂質	・塩分
129kcal	2.8g	0.6g

白身魚のチリソース
たら 70g

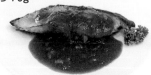

糖質	たんぱく質
9.4g	**10.8**g

・カロリー	・脂質	・塩分
135kcal	4.5g	1.2g

白身魚の中華あんかけ
たら 70g

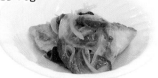

糖質	たんぱく質
10.1g	**11.5**g

・カロリー	・脂質	・塩分
155kcal	5.9g	1.4g

白身魚の甘酢あん
たら 70g

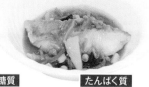

糖質	たんぱく質
25.1g	**11.4**g

・カロリー	・脂質	・塩分
218kcal	5.8g	1.9g

はたはたのみそ焼き
はたはた 140g

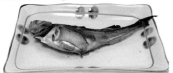

糖質	たんぱく質
2.4g	7.7g

●カロリー	●脂質	●塩分
71kcal	2.6g	1.0g

舌びらめのムニエル
ひらめ 60g

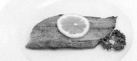

糖質	たんぱく質
3.1g	11.9g

●カロリー	●脂質	●塩分
95kcal	3.9g	0.4g

ふぐのから揚げ
ふぐ 120g

糖質	たんぱく質
7.1g	23.2g

●カロリー	●脂質	●塩分
199kcal	8.4g	1.1g

ぶりの照り焼き
ぶり 70g

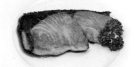

糖質	たんぱく質
3.9g	13.5g

●カロリー	●脂質	●塩分
194kcal	11.2g	1.3g

ほっけの塩焼き
ほっけ 230g

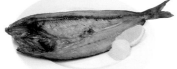

糖質	たんぱく質
2.0g	27.1g

●カロリー	●脂質	●塩分
252kcal	12.5g	2.7g

まぐろの刺身
まぐろ 40g

糖質	たんぱく質
0.6g	9.0g

●カロリー	●脂質	●塩分
49kcal	0.3g	0.0g

まぐろステーキ
まぐろ 80g

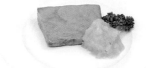

糖質	たんぱく質
1.3g	17.8g

●カロリー	●脂質	●塩分
115kcal	3.1g	1.5g

まぐろの山かけ
まぐろ 60g

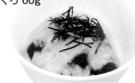

糖質	たんぱく質
7.3g	14.3g

●カロリー	●脂質	●塩分
107kcal	1.1g	0.8g

ままかりの酢漬け
ままかり 80g

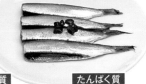

糖質	たんぱく質
8.2g	11.9g

●カロリー	●脂質	●塩分
190kcal	10.5g	0.3g

あさりバター
あさり 125g

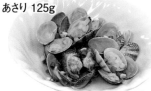

糖質	たんぱく質
1.5g	2.7g

●カロリー	●脂質	●塩分
69kcal	3.8g	1.6g

いかそうめん
いか 20g

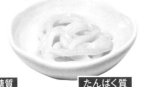

糖質	たんぱく質
0.0g	2.8g

●カロリー	●脂質	●塩分
16kcal	0.1g	0.1g

いかの一夜干し
いか 140g

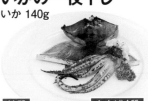

糖質	たんぱく質
0.3g	18.8g

●カロリー	●脂質	●塩分
108kcal	0.4g	2.7g

いかの天ぷら
いか 20g

糖質	たんぱく質
2.4g	**3.1**g

・カロリー	・脂質	・塩分
61kcal	3.8g	0.1g

いかの中華五目ソテー
いか 40g

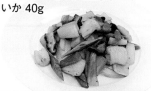

糖質	たんぱく質
7.3g	**6.9**g

・カロリー	・脂質	・塩分
149kcal	7.9g	1.2g

いかリング
いか 60g

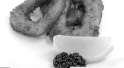

糖質	たんぱく質
7.8g	**9.7**g

・カロリー	・脂質	・塩分
173kcal	9.8g	0.7g

シーフードと野菜のオイスター炒め
いか 40g、えび 40g

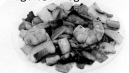

糖質	たんぱく質
8.2g	**13.3**g

・カロリー	・脂質	・塩分
196kcal	9.3g	2.3g

いかの姿焼き
いか 140g

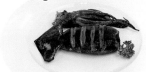

糖質	たんぱく質
10.1g	**19.9**g

・カロリー	・脂質	・塩分
158kcal	0.4g	3.3g

卵とえびのマヨネーズ炒め
えび 50g

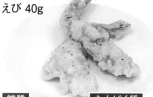

糖質	たんぱく質
1.1g	**15.5**g

・カロリー	・脂質	・塩分
191kcal	11.7g	0.9g

えびのフリッター
えび 40g

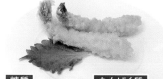

糖質	たんぱく質
3.1g	**6.7**g

・カロリー	・脂質	・塩分
72kcal	2.9g	0.2g

えびの天ぷら
えび 40g

糖質	たんぱく質
4.4g	**6.9**g

・カロリー	・脂質	・塩分
98kcal	5.1g	0.2g

えびのフライ
えび 60g

糖質	たんぱく質
4.9g	**10.4**g

・カロリー	・脂質	・塩分
148kcal	8.4g	0.6g

えびチリ
えび 120g

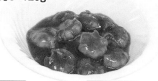

糖質	たんぱく質
6.1g	**18.9**g

・カロリー	・脂質	・塩分
180kcal	6.0g	2.4g

えびしゅうまい
えび 60g

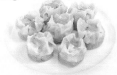

糖質	たんぱく質
20.9g	**14.9**g

・カロリー	・脂質	・塩分
203kcal	5.3g	1.3g

かきフライ
かき 85g

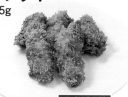

糖質	たんぱく質
12.6g	**6.7**g

・カロリー	・脂質	・塩分
360kcal	30.0g	2.5g

定番料理

… 魚介

19

定番料理 … 魚介

どて鍋
かき 60g

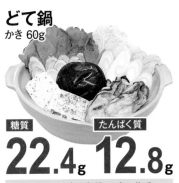

糖質	たんぱく質
22.4g	12.8g

●カロリー	●脂質	●塩分
229kcal	5.3g	5.6g

松前漬け
かずのこ 20g

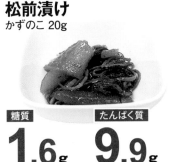

糖質	たんぱく質
1.6g	9.9g

●カロリー	●脂質	●塩分
77kcal	0.5g	2.0g

かにクリームコロッケ
かに 40g

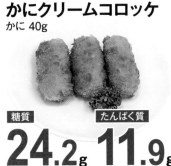

糖質	たんぱく質
24.2g	11.9g

●カロリー	●脂質	●塩分
427kcal	29.7g	2.1g

白えびのかき揚げ
白えび 40g

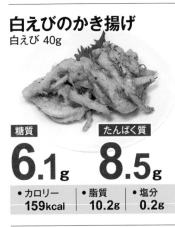

糖質	たんぱく質
6.1g	8.5g

●カロリー	●脂質	●塩分
159kcal	10.2g	0.2g

たこのから揚げ
たこ 100g

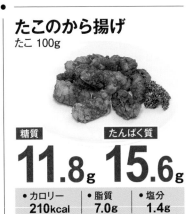

糖質	たんぱく質
11.8g	15.6g

●カロリー	●脂質	●塩分
210kcal	7.0g	1.4g

たこの磯辺揚げ
たこ 100g

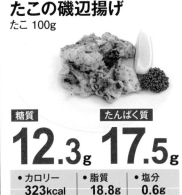

糖質	たんぱく質
12.3g	17.5g

●カロリー	●脂質	●塩分
323kcal	18.8g	0.6g

ほたてのバターソテー
ほたて 130g

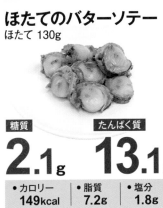

糖質	たんぱく質
2.1g	13.1g

●カロリー	●脂質	●塩分
149kcal	7.2g	1.8g

ほたての天ぷら
ほたて 20g

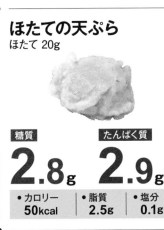

糖質	たんぱく質
2.8g	2.9g

●カロリー	●脂質	●塩分
50kcal	2.5g	0.1g

ほたてフライ
ほたて 50g

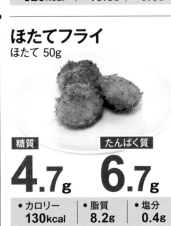

糖質	たんぱく質
4.7g	6.7g

●カロリー	●脂質	●塩分
130kcal	8.2g	0.4g

シーフードグラタン
ほたて 50g、えび 40g

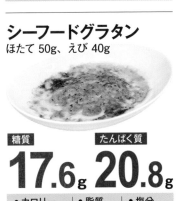

糖質	たんぱく質
17.6g	20.8g

●カロリー	●脂質	●塩分
372kcal	20.6g	3.2g

ちくわの天ぷら
ちくわ 30g

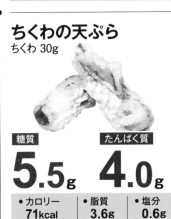

糖質	たんぱく質
5.5g	4.0g

●カロリー	●脂質	●塩分
71kcal	3.6g	0.6g

はんぺんのはさみ焼き
はんぺん 60g

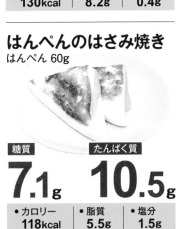

糖質	たんぱく質
7.1g	10.5g

●カロリー	●脂質	●塩分
118kcal	5.5g	1.5g

栄養成分表示を
よく見て食品を選ぶ

・・・

市販品を購入する際は、栄養成分表示を見るクセをつけましょう。糖質の量やカロリーはもちろん、バランスよく栄養がとれるか、ほかの栄養素の表示もチェック。商品を選ぶときの参考にします。

栄養成分表示をチェックして 糖質やカロリーをコントロール

食品を購入する際は、栄養成分表示のエネルギーや糖質量をよく見る習慣をつけましょう。糖質は炭水化物から食物繊維を引いた数値です。糖質や食物繊維の表示がない場合は炭水化物の量が1日の目標を超えないように調整します。糖質だけでなくカロリーや、脂質などもチェック。表示の単位は、「1個分」「100gあたり」など、食品ごとに違うので、食べる量でどれくらいか換算します。

$$糖質 = 炭水化物 - 食物繊維$$

栄養成分表示（一例）	（1食あたり）
エネルギー	230kcal
たんぱく質	0.5g
脂質	20.0g
炭水化物	13.5g
糖質	11.2g
食物繊維	2.3g
食塩相当量	0.4g

糖類ゼロでも糖質は含まれる？ 糖類と糖質の違いとは

糖類には、ブドウ糖、果糖などの単糖類と、砂糖（ショ糖）麦芽糖などの二糖類があり、甘みが強く分子が小さいので吸収されやすく血糖値を上げやすい特徴があります。糖類ゼロとはこれらの糖類がほとんど入っていないということです。
糖質の中には、エネルギー源となるでんぷんや合成甘味料に利用される多糖類、糖アルコールもあり、これらが含まれていることもあります。

カロリーゼロ・糖類ゼロでも 全くゼロではない？

「カロリーゼロ」「糖類ゼロ」の表示は、100mlあたり0.5g未満の基準を満たしていれば表示することができます。無糖、ノンシュガー、シュガーレスも商品によっては全く糖類が入っていないわけではありません。
また、食品の場合は100gあたり5g、飲料の場合は100mlあたり2.5g以下であれば、微糖、低糖、ライト、ダイエット、糖分控えめ、などの表示ができます。

「トクホ」 「栄養機能食品」とは？

特定保健用食品（トクホ）は「コレステロールの吸収を抑える」「血圧が高めの方に」「糖の吸収を穏やかに」などの表示があり、その効果と安全性が国に認められている食品です。栄養機能食品は、特定の栄養成分の補給のために利用される食品です。一日当たりの摂取目安量に含まれる当該栄養成分量が定められた上・下限値の範囲内にある必要があるほか、栄養機能表示だけでなく注意喚起表示等も表示する必要があります。

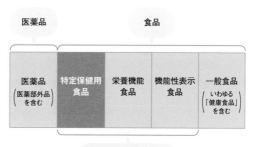

卵・乳・大豆

ゆで卵
鶏卵 50g

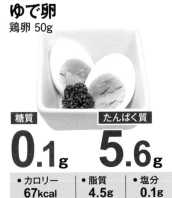

糖質 **0.1**g　たんぱく質 **5.6**g

●カロリー	●脂質	●塩分
67kcal	4.5g	0.1g

揚げ卵
鶏卵 50g

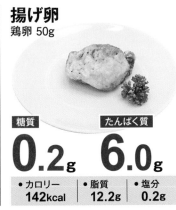

糖質 **0.2**g　たんぱく質 **6.0**g

●カロリー	●脂質	●塩分
142kcal	12.2g	0.2g

ポーチドエッグ
鶏卵 50g

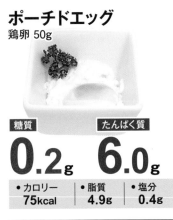

糖質 **0.2**g　たんぱく質 **6.0**g

●カロリー	●脂質	●塩分
75kcal	4.9g	0.4g

目玉焼き
鶏卵 50g

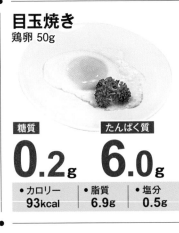

糖質 **0.2**g　たんぱく質 **6.0**g

●カロリー	●脂質	●塩分
93kcal	6.9g	0.5g

温泉卵
鶏卵 50g

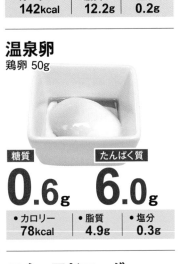

糖質 **0.6**g　たんぱく質 **6.0**g

●カロリー	●脂質	●塩分
78kcal	4.9g	0.3g

ハムエッグ
鶏卵 50g

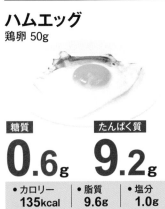

糖質 **0.6**g　たんぱく質 **9.2**g

●カロリー	●脂質	●塩分
135kcal	9.6g	1.0g

卵とにらの炒めもの
鶏卵 35g

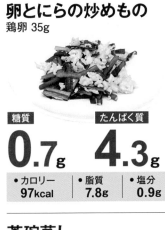

糖質 **0.7**g　たんぱく質 **4.3**g

●カロリー	●脂質	●塩分
97kcal	7.8g	0.9g

スタッフドエッグ
鶏卵 50g

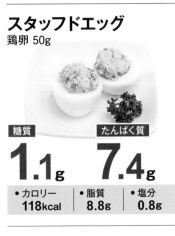

糖質 **1.1**g　たんぱく質 **7.4**g

●カロリー	●脂質	●塩分
118kcal	8.8g	0.8g

炒り卵
鶏卵 50g

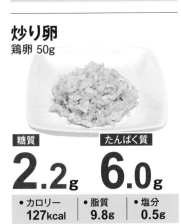

糖質 **2.2**g　たんぱく質 **6.0**g

●カロリー	●脂質	●塩分
127kcal	9.8g	0.5g

茶碗蒸し
鶏卵 30g

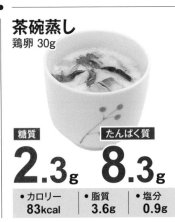

糖質 **2.3**g　たんぱく質 **8.3**g

●カロリー	●脂質	●塩分
83kcal	3.6g	0.9g

オムレツ
鶏卵 50g

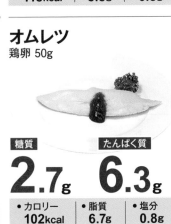

糖質 **2.7**g　たんぱく質 **6.3**g

●カロリー	●脂質	●塩分
102kcal	6.7g	0.8g

スクランブルエッグ
鶏卵 50g

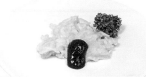

糖質	たんばく質
2.7g	**6.3**g

・カロリー	・脂質	・塩分
124kcal	9.1g	0.7g

卵入り巾着
鶏卵 50g

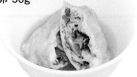

糖質	たんばく質
3.6g	**10.3**g

・カロリー	・脂質	・塩分
155kcal	9.7g	1.0g

スペイン風オムレツ
鶏卵 50g

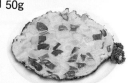

糖質	たんばく質
5.3g	**6.9**g

・カロリー	・脂質	・塩分
156kcal	10.3g	0.6g

うまき
鶏卵 80g

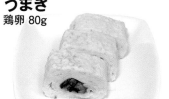

糖質	たんばく質
5.8g	**9.1**g

・カロリー	・脂質	・塩分
185kcal	11.3g	1.1g

だし巻き卵
鶏卵 50g

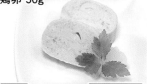

糖質	たんばく質
7.2g	**6.3**g

・カロリー	・脂質	・塩分
123kcal	6.9g	1.1g

かに玉
鶏卵 80g

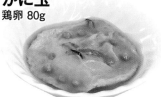

糖質	たんばく質
7.9g	**13.8**g

・カロリー	・脂質	・塩分
305kcal	21.8g	2.0g

ミートオムレツ
鶏卵 50g

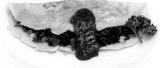

糖質	たんばく質
8.5g	**14.1**g

・カロリー	・脂質	・塩分
278kcal	19.3g	1.2g

カリカリチーズ
チーズ 60g

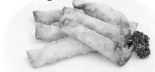

糖質	たんばく質
20.5g	**16.0**g

・カロリー	・脂質	・塩分
304kcal	17.1g	2.2g

厚揚げの網焼き
厚揚げ 150g

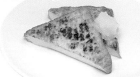

糖質	たんばく質
0.9g	**15.5**g

・カロリー	・脂質	・塩分
218kcal	16.1g	0.0g

厚揚げ煮
厚揚げ 60g

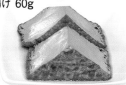

糖質	たんばく質
8.8g	**6.9**g

・カロリー	・脂質	・塩分
137kcal	6.4g	1.4g

厚揚げのはさみ煮
厚揚げ 60g

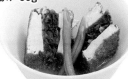

糖質	たんばく質
10.1g	**15.0**g

・カロリー	・脂質	・塩分
274kcal	15.8g	2.2g

厚揚げのそぼろ煮
厚揚げ 60g

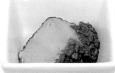

糖質	たんばく質
11.0g	**10.0**g

・カロリー	・脂質	・塩分
187kcal	9.0g	1.7g

焼き油揚げ
油揚げ 100g

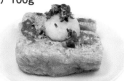

糖質	たんぱく質
0.0g	**23.1**g

●カロリー	●脂質	●塩分
382kcal	31.2g	0.0g

うの花
おから 35g

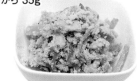

糖質	たんぱく質
10.2g	**2.7**g

●カロリー	●脂質	●塩分
91kcal	2.9g	0.9g

がんもの含め煮
がんもどき 75g

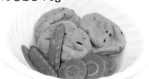

糖質	たんぱく質
7.5g	**12.4**g

●カロリー	●脂質	●塩分
211kcal	12.6g	1.8g

冷ややっこ
絹ごし豆腐 100g

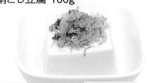

糖質	たんぱく質
1.2g	**5.7**g

●カロリー	●脂質	●塩分
58kcal	3.2g	0.0g

湯豆腐
絹ごし豆腐 100g

糖質	たんぱく質
1.3g	**5.5**g

●カロリー	●脂質	●塩分
59kcal	3.2g	Tr

空也蒸し
絹ごし豆腐 50g

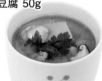

糖質	たんぱく質
2.1g	**10.4**g

●カロリー	●脂質	●塩分
104kcal	4.9g	1.6g

高野豆腐の卵とじ
高野豆腐(乾) 15g

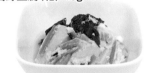

糖質	たんぱく質
5.0g	**11.3**g

●カロリー	●脂質	●塩分
137kcal	7.4g	1.2g

豆乳鍋
豆乳 70g

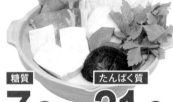

糖質	たんぱく質
7.8g	**21.2**g

●カロリー	●脂質	●塩分
262kcal	12.9g	1.6g

ひじきの白あえ
木綿豆腐 40g

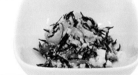

糖質	たんぱく質
1.8g	**3.7**g

●カロリー	●脂質	●塩分
60kcal	3.5g	0.8g

ゴーヤチャンプルー
木綿豆腐 100g

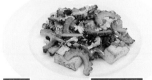

糖質	たんぱく質
2.1g	**13.9**g

●カロリー	●脂質	●塩分
262kcal	20.1g	1.4g

ひじき入り炒り豆腐
木綿豆腐 75g

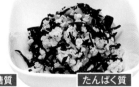

糖質	たんぱく質
3.6g	**7.7**g

●カロリー	●脂質	●塩分
127kcal	7.6g	1.4g

炒り豆腐
木綿豆腐 75g

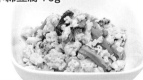

糖質	たんぱく質
3.7g	**7.9**g

●カロリー	●脂質	●塩分
127kcal	7.6g	1.4g

豆腐田楽
木綿豆腐 100g

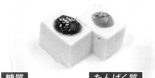

糖質	たんぱく質
3.8g	**7.6**g

●カロリー	●脂質	●塩分
100kcal	5.2g	0.7g

豆腐ステーキ（おろしソース）
木綿豆腐 50g

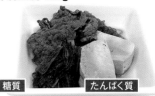

糖質	たんぱく質
4.2g	**3.8**g

●カロリー	●脂質	●塩分
72kcal	3.7g	0.4g

肉豆腐
木綿豆腐 100g

糖質	たんぱく質
6.5g	**14.9**g

●カロリー	●脂質	●塩分
270kcal	17.8g	1.9g

豆腐とひき肉の重ね焼き
木綿豆腐 100g

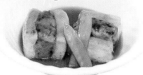

糖質	たんぱく質
7.6g	**16.8**g

●カロリー	●脂質	●塩分
261kcal	17.2g	1.3g

マーボー豆腐
木綿豆腐 200g

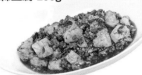

糖質	たんぱく質
7.6g	**23.3**g

●カロリー	●脂質	●塩分
392kcal	27.5g	3.4g

豆腐グラタン
木綿豆腐 100g

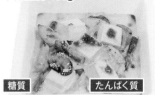

糖質	たんぱく質
8.0g	**17.8**g

●カロリー	●脂質	●塩分
285kcal	18.6g	1.2g

揚げ出し豆腐
木綿豆腐 100g

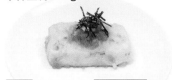

糖質	たんぱく質
8.3g	**7.3**g

●カロリー	●脂質	●塩分
167kcal	10.3g	0.9g

豆腐の野菜あんかけ
木綿豆腐 100g

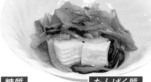

糖質	たんぱく質
8.5g	**8.4**g

●カロリー	●脂質	●塩分
139kcal	6.9g	0.9g

揚げ豆腐の野菜あんかけ
木綿豆腐 100g

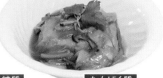

糖質	たんぱく質
10.9g	**14.0**g

●カロリー	●脂質	●塩分
231kcal	12.9g	1.1g

豆腐ハンバーグ
木綿豆腐 50g、とりひき肉 50g

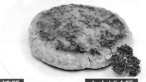

糖質	たんぱく質
15.8g	**14.8**g

●カロリー	●脂質	●塩分
313kcal	18.9g	1.3g

大豆五目煮
大豆（水煮缶） 45g

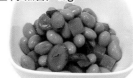

糖質	たんぱく質
10.1g	**6.6**g

●カロリー	●脂質	●塩分
104kcal	2.9g	1.6g

ポークビーンズ
大豆（水煮缶） 45g

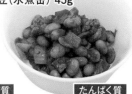

糖質	たんぱく質
11.8g	**11.5**g

●カロリー	●脂質	●塩分
181kcal	7.9g	1.3g

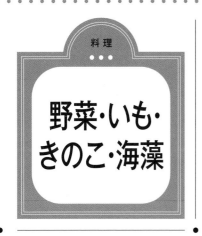

野菜・いも・
きのこ・海藻

いんげんのおかかあえ
いんげん 50g

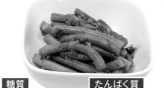

糖質	たんぱく質
3.6g	1.2g

・カロリー	・脂質	・塩分
23kcal	0.1g	0.5g

いんげんの春雨煮
いんげん 55g

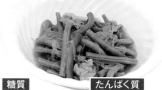

糖質	たんぱく質
11.4g	6.5g

・カロリー	・脂質	・塩分
136kcal	5.2g	1.5g

オクラのあえもの
オクラ 40g

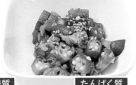

糖質	たんぱく質
3.2g	3.9g

・カロリー	・脂質	・塩分
81kcal	4.9g	0.7g

かぶのそぼろ煮
かぶ 60g

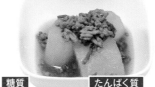

糖質	たんぱく質
4.5g	3.6g

・カロリー	・脂質	・塩分
80kcal	4.0g	0.7g

野菜の揚げびたし
かぼちゃ 40g

糖質	たんぱく質
9.7g	1.0g

・カロリー	・脂質	・塩分
115kcal	7.3g	0.5g

かぼちゃコロッケ
かぼちゃ 50g

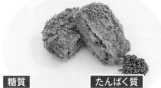

糖質	たんぱく質
13.2g	5.7g

・カロリー	・脂質	・塩分
214kcal	14.5g	0.6g

かぼちゃのミルク煮
かぼちゃ 60g

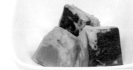

糖質	たんぱく質
15.5g	1.9g

・カロリー	・脂質	・塩分
99kcal	3.2g	0.1g

かぼちゃの天ぷら
かぼちゃ 60g

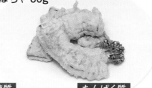

糖質	たんぱく質
17.2g	2.0g

・カロリー	・脂質	・塩分
183kcal	11.2g	0.0g

かぼちゃの煮つけ
かぼちゃ 100g

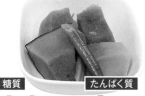

糖質	たんぱく質
23.9g	1.8g

・カロリー	・脂質	・塩分
115kcal	0.2g	0.8g

キャベツとツナのカレーソテー
キャベツ 50g

糖質	たんぱく質
2.0g	4.4g

・カロリー	・脂質	・塩分
120kcal	9.7g	0.7g

野菜炒め
キャベツ 60g

糖質	たんぱく質
6.1g	2.1g

・カロリー	・脂質	・塩分
120kcal	8.7g	1.4g

野菜ホルモン炒め
キャベツ 80g

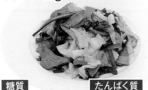

糖質	たんぱく質
7.6g	**6.5**g

●カロリー	●脂質	●塩分
199kcal	13.9g	1.8g

生春巻き
キャベツ 50g

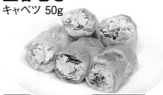

糖質	たんぱく質
24.2g	**12.8**g

●カロリー	●脂質	●塩分
164kcal	0.4g	0.6g

きゅうりとしらすの酢のもの
きゅうり 50g

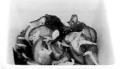

糖質	たんぱく質
1.9g	**2.2**g

●カロリー	●脂質	●塩分
22kcal	0.1g	1.4g

きゅうりともずくの酢のもの
きゅうり 40g

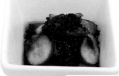

糖質	たんぱく質
1.8g	**0.5**g

●カロリー	●脂質	●塩分
14kcal	0.0g	1.0g

きゅうりとわかめの酢のもの
きゅうり 50g

糖質	たんぱく質
1.9g	**0.6**g

●カロリー	●脂質	●塩分
13kcal	0.0g	1.1g

きゅうりとたこの酢のもの
きゅうり 50g

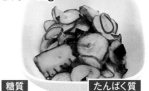

糖質	たんぱく質
2.1g	**2.9**g

●カロリー	●脂質	●塩分
31kcal	0.3g	1.2g

きゅうりともやしのごま酢あえ
きゅうり 40g

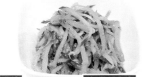

糖質	たんぱく質
3.9g	**1.3**g

●カロリー	●脂質	●塩分
39kcal	1.6g	0.9g

もろきゅう
きゅうり 100g

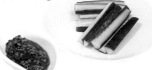

糖質	たんぱく質
6.3g	**1.3**g

●カロリー	●脂質	●塩分
37kcal	0.3g	0.6g

切り干し大根の煮もの
切り干し大根（乾） 6g

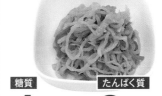

糖質	たんぱく質
4.7g	**2.0**g

●カロリー	●脂質	●塩分
46kcal	1.6g	0.7g

ゴーヤのみそ炒め
ゴーヤ 40g

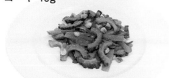

糖質	たんぱく質
5.1g	**2.3**g

●カロリー	●脂質	●塩分
113kcal	8.1g	1.4g

きんぴらごぼう
ごぼう 50g

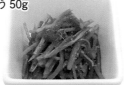

糖質	たんぱく質
7.7g	**1.2**g

●カロリー	●脂質	●塩分
70kcal	2.3g	0.9g

小松菜と油揚げの煮びたし
小松菜 80g

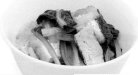

糖質	たんぱく質
4.1g	**5.0**g

●カロリー	●脂質	●塩分
91kcal	4.8g	1.1g

…野菜・いも・きのこ・海藻

絹さやの卵とじ
さやえんどう 30g

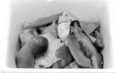

糖質	たんぱく質
3.6g	**4.0**g

●カロリー	●脂質	●塩分
61kcal	2.6g	0.6g

ししとうの天ぷら
ししとう 4g

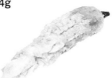

糖質	たんぱく質
0.4g	**0.1**g

●カロリー	●脂質	●塩分
11kcal	0.9g	0.0g

島らっきょうの天ぷら
島らっきょう 30g

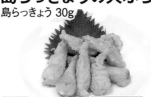

糖質	たんぱく質
7.5g	**1.2**g

●カロリー	●脂質	●塩分
86kcal	4.0g	0.0g

大根なます
大根 50g

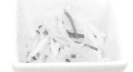

糖質	たんぱく質
2.7g	**0.2**g

●カロリー	●脂質	●塩分
15kcal	0.0g	0.8g

焼きなす
なす 60g

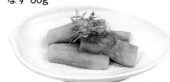

糖質	たんぱく質
1.8g	**0.7**g

●カロリー	●脂質	●塩分
12kcal	0.0g	0.0g

なめこおろし
大根 80g

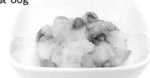

糖質	たんぱく質
2.7g	**0.4**g

●カロリー	●脂質	●塩分
16kcal	0.0g	0.0g

大根といかの煮つけ
大根 50g

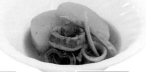

糖質	たんぱく質
5.9g	**6.2**g

●カロリー	●脂質	●塩分
63kcal	0.1g	1.4g

ふろふき大根
大根 100g

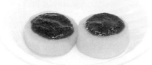

糖質	たんぱく質
7.0g	**1.5**g

●カロリー	●脂質	●塩分
46kcal	0.5g	1.3g

ぶり大根
大根 60g

糖質	たんぱく質
9.3g	**12.1**g

●カロリー	●脂質	●塩分
183kcal	7.9g	1.7g

大根の含め煮
大根 100g

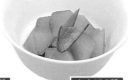

糖質	たんぱく質
9.9g	**1.1**g

●カロリー	●脂質	●塩分
49kcal	0.0g	1.4g

たけのこの土佐煮
たけのこ 50g

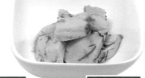

糖質	たんぱく質
3.9g	**2.4**g

●カロリー	●脂質	●塩分
35kcal	0.1g	0.6g

たけのこの木の芽あえ
たけのこ 50g

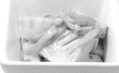

糖質	たんぱく質
6.4g	**3.4**g

●カロリー	●脂質	●塩分
51kcal	0.4g	0.6g

チンゲンサイのクリーム煮
チンゲンサイ 60g

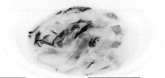

糖質	たんぱく質
9.6g	**6.6**g

・カロリー	・脂質	・塩分
139kcal	7.8g	1.5g

黄身酢かけ
トマト 40g

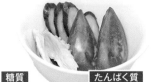

糖質	たんぱく質
4.7g	**6.3**g

・カロリー	・脂質	・塩分
72kcal	2.2g	0.5g

なすの天ぷら
なす 20g

糖質	たんぱく質
4.0g	**0.8**g

・カロリー	・脂質	・塩分
56kcal	3.8g	0.0g

なす田楽
なす 60g

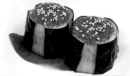

糖質	たんぱく質
4.4g	**1.2**g

・カロリー	・脂質	・塩分
106kcal	8.6g	0.8g

マーボーなす
なす 60g

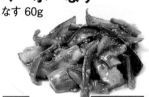

糖質	たんぱく質
6.8g	**5.0**g

・カロリー	・脂質	・塩分
137kcal	8.6g	1.7g

ラタトゥイユ
なす 50g

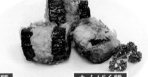

糖質	たんぱく質
8.5g	**2.1**g

・カロリー	・脂質	・塩分
80kcal	3.0g	1.1g

なすのひき肉はさみ揚げ
なす 60g

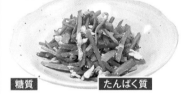

糖質	たんぱく質
12.5g	**10.4**g

・カロリー	・脂質	・塩分
325kcal	25.0g	0.4g

にんじんしりしり
にんじん 50g

糖質	たんぱく質
3.2g	**1.6**g

・カロリー	・脂質	・塩分
59kcal	4.2g	0.6g

にんじんとひじきの煮つけ
にんじん 10g

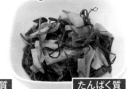

糖質	たんぱく質
3.2g	**0.7**g

・カロリー	・脂質	・塩分
34kcal	1.1g	1.0g

にんじんと刻み昆布の炒り煮
にんじん 20g

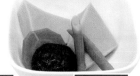

糖質	たんぱく質
8.3g	**0.8**g

・カロリー	・脂質	・塩分
67kcal	1.7g	1.7g

野菜と高野豆腐の含め煮
にんじん 20g

糖質	たんぱく質
9.6g	**8.4**g

・カロリー	・脂質	・塩分
118kcal	4.9g	2.0g

ねぎとわかめのごま油炒め
ねぎ 10g

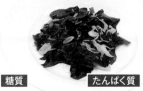

糖質	たんぱく質
1.2g	**0.8**g

・カロリー	・脂質	・塩分
28kcal	1.6g	1.3g

野菜のコンソメ煮
白菜 50g

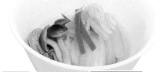

糖質	たんぱく質
4.3g	0.8g

●カロリー	●脂質	●塩分
24kcal	0.1g	0.9g

厚揚げと白菜のみそ煮
白菜 80g

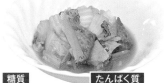

糖質	たんぱく質
11.1g	8.7g

●カロリー	●脂質	●塩分
158kcal	7.1g	2.5g

八宝菜
白菜 40g

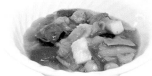

糖質	たんぱく質
13.5g	12.7g

●カロリー	●脂質	●塩分
314kcal	21.0g	1.8g

ブロッコリーとえびの炒めもの
ブロッコリー 90g

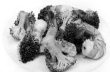

糖質	たんぱく質
1.5g	12.5g

●カロリー	●脂質	●塩分
146kcal	7.6g	0.9g

ブロッコリーのからしあえ
ブロッコリー 65g

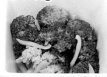

糖質	たんぱく質
1.6g	4.1g

●カロリー	●脂質	●塩分
37kcal	0.3g	0.9g

ほうれん草のバターソテー
ほうれん草 100g

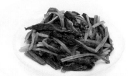

糖質	たんぱく質
0.3g	1.7g

●カロリー	●脂質	●塩分
53kcal	3.9g	0.5g

ほうれん草のおひたし
ほうれん草 70g

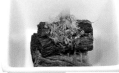

糖質	たんぱく質
0.5g	1.6g

●カロリー	●脂質	●塩分
17kcal	0.1g	0.8g

ほうれん草の卵とじ
ほうれん草 50g

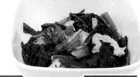

糖質	たんぱく質
3.8g	4.2g

●カロリー	●脂質	●塩分
65kcal	2.6g	1.3g

3色ナムル
ほうれん草 40g

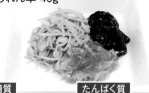

糖質	たんぱく質
3.9g	2.7g

●カロリー	●脂質	●塩分
56kcal	2.3g	1.7g

ほうれん草のごま酢あえ
ほうれん草 50g

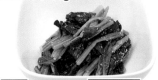

糖質	たんぱく質
4.1g	1.7g

●カロリー	●脂質	●塩分
45kcal	1.7g	0.6g

もやし炒め
もやし 60g

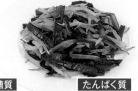

糖質	たんぱく質
1.3g	1.2g

●カロリー	●脂質	●塩分
57kcal	4.7g	0.9g

れんこんのはさみ揚げ
れんこん 35g

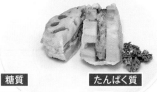

糖質	たんぱく質
7.4g	5.3g

●カロリー	●脂質	●塩分
162kcal	11.4g	0.2g

れんこんきんぴら
れんこん 60g

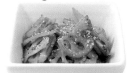

糖質	たんぱく質
10.4g	**1.4**g

・カロリー	・脂質	・塩分
78kcal	2.3g	0.9g

わけぎのぬた
わけぎ 50g

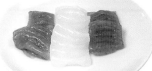

糖質	たんぱく質
8.7g	**4.6**g

・カロリー	・脂質	・塩分
80kcal	2.0g	0.8g

刺身こんにゃく
こんにゃく 70g

糖質	たんぱく質
0.1g	**0.0**g

・カロリー	・脂質	・塩分
4kcal	0.0g	0.0g

こんにゃくのピリ辛煮
こんにゃく 80g

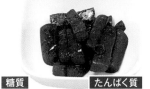

糖質	たんぱく質
1.9g	**0.3**g

・カロリー	・脂質	・塩分
34kcal	2.4g	0.5g

玉こんにゃくの煮もの
こんにゃく 60g

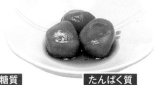

糖質	たんぱく質
4.9g	**0.6**g

・カロリー	・脂質	・塩分
30kcal	0.0g	1.1g

さつまいもの天ぷら
さつまいも 60g

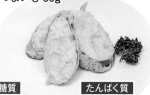

糖質	たんぱく質
23.4g	**1.5**g

・カロリー	・脂質	・塩分
171kcal	7.5g	0.1g

ふかしいも
さつまいも 100g

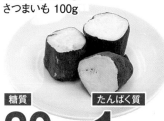

糖質	たんぱく質
29.7g	**1.0**g

・カロリー	・脂質	・塩分
126kcal	0.1g	Tr

大学いも
さつまいも 100g

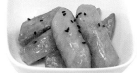

糖質	たんぱく質
38.7g	**1.1**g

・カロリー	・脂質	・塩分
191kcal	3.3g	Tr

さつまいものオレンジ煮
さつまいも 80g

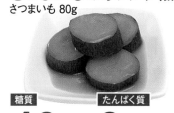

糖質	たんぱく質
40.7g	**0.8**g

・カロリー	・脂質	・塩分
168kcal	0.1g	0.1g

さといもの煮もの
さといも 100g

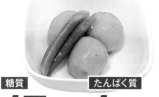

糖質	たんぱく質
17.5g	**1.5**g

・カロリー	・脂質	・塩分
81kcal	0.1g	1.1g

じゃがバター
じゃがいも 100g

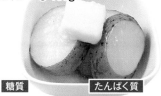

糖質	たんぱく質
6.1g	**1.4**g

・カロリー	・脂質	・塩分
107kcal	6.0g	0.2g

ジャーマンポテト
じゃがいも 100g

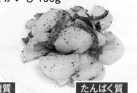

糖質	たんぱく質
8.7g	**3.0**g

・カロリー	・脂質	・塩分
152kcal	9.2g	0.8g

定番料理

… 野菜・いも・きのこ・海藻

コロッケ
じゃがいも 50g

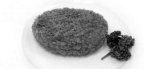

糖質	たんぱく質
8.8g	**5.7**g

●カロリー	●脂質	●塩分
204kcal	14.4g	0.6g

じゃがいものそぼろ煮
じゃがいも 100g

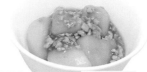

糖質	たんぱく質
10.8g	**4.6**g

●カロリー	●脂質	●塩分
111kcal	2.2g	0.6g

肉じゃが
じゃがいも 80g

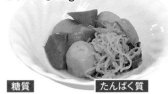

糖質	たんぱく質
23.3g	**11.9**g

●カロリー	●脂質	●塩分
275kcal	12.9g	2.0g

しらたきのたらこあえ
しらたき 70g

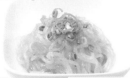

糖質	たんぱく質
1.2g	**3.6**g

●カロリー	●脂質	●塩分
42kcal	0.4g	1.6g

マーボー春雨
春雨（乾）20g

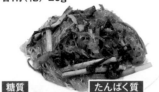

糖質	たんぱく質
20.3g	**3.6**g

●カロリー	●脂質	●塩分
169kcal	7.0g	1.5g

やまいもとろろ
やまいも 60g

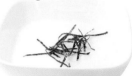

糖質	たんぱく質
7.7g	**1.0**g

●カロリー	●脂質	●塩分
39kcal	0.1g	0.0g

やまいもの梅肉あえ
やまいも 60g

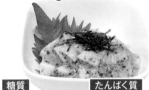

糖質	たんぱく質
8.9g	**1.3**g

●カロリー	●脂質	●塩分
46kcal	0.1g	1.1g

きのこのマリネ
きのこ 55g

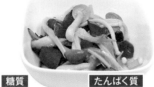

糖質	たんぱく質
1.8g	**1.0**g

●カロリー	●脂質	●塩分
47kcal	3.4g	0.1g

きのこのソテー
きのこ 80g

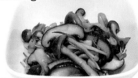

糖質	たんぱく質
2.2g	**1.6**g

●カロリー	●脂質	●塩分
76kcal	5.0g	0.8g

きのこのホイル焼き
きのこ 65g

糖質	たんぱく質
3.2g	**1.3**g

●カロリー	●脂質	●塩分
66kcal	3.1g	0.6g

もずく酢
もずく 50g

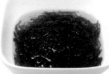

糖質	たんぱく質
0.8g	**0.2**g

●カロリー	●脂質	●塩分
7kcal	0.1g	0.4g

ところてん
ところてん 100g

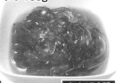

糖質	たんぱく質
1.5g	**0.4**g

●カロリー	●脂質	●塩分
12kcal	0.0g	0.6g

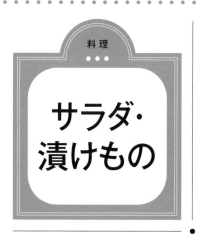

サラダ・漬けもの

ひじきサラダ
ひじき 4g

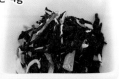

糖質	たんぱく質
1.2g	**1.4**g

・カロリー	・脂質	・塩分
79kcal	6.7g	1.0g

海藻サラダ
レタス 20g、カットわかめ 1g

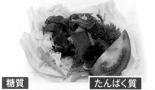

糖質	たんぱく質
1.9g	**0.4**g

・カロリー	・脂質	・塩分
14kcal	0.0g	0.3g

きのこのサラダ
きのこ 75g

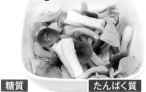

糖質	たんぱく質
2.0g	**1.2**g

・カロリー	・脂質	・塩分
22kcal	0.1g	0.0g

野菜サラダ
キャベツ 20g

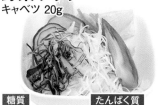

糖質	たんぱく質
2.0g	**0.4**g

・カロリー	・脂質	・塩分
12kcal	0.0g	0.0g

海ぶどうサラダ
レタス 30g、海ぶどう 20g

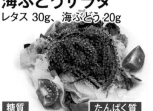

糖質	たんぱく質
2.1g	**0.4**g

・カロリー	・脂質	・塩分
14kcal	0.0g	0.2g

コールスローサラダ
キャベツ 40g

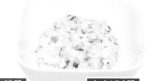

糖質	たんぱく質
2.2g	**0.6**g

・カロリー	・脂質	・塩分
53kcal	4.4g	0.6g

シーフードサラダ
キャベツ 50g、えび 25g、いか 20g

糖質	たんぱく質
2.4g	**7.1**g

・カロリー	・脂質	・塩分
49kcal	0.1g	0.3g

豆腐とアボカドのサラダ
木綿豆腐 50g、アボカド 20g

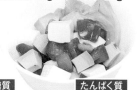

糖質	たんぱく質
2.4g	**3.9**g

・カロリー	・脂質	・塩分
81kcal	5.5g	Tr

豆腐の中華サラダ
絹ごし豆腐 100g

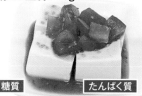

糖質	たんぱく質
2.5g	**5.6**g

・カロリー	・脂質	・塩分
67kcal	3.5g	0.2g

ヨーグルトサラダ
きゅうり 30g

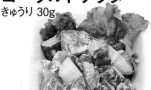

糖質	たんぱく質
2.6g	**0.8**g

・カロリー	・脂質	・塩分
46kcal	3.4g	0.1g

豆腐サラダ
絹ごし豆腐 100g

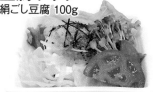

糖質	たんぱく質
3.2g	**6.0**g

・カロリー	・脂質	・塩分
70kcal	3.3g	0.0g

定番料理　……　サラダ・漬けもの

温野菜サラダ
かぶ 50g、にんじん 20g、ブロッコリー 20g

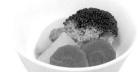

糖質	たんぱく質
4.0g	**1.5**g

●カロリー	●脂質	●塩分
128kcal	10.9g	0.7g

シーザーサラダ
レタス 30g

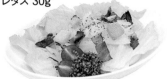

糖質	たんぱく質
4.3g	**6.1**g

●カロリー	●脂質	●塩分
222kcal	19.2g	0.7g

ごぼうサラダ
ごぼう 50g

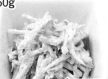

糖質	たんぱく質
5.7g	**1.0**g

●カロリー	●脂質	●塩分
79kcal	5.0g	0.4g

大根サラダ
大根 200g

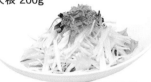

糖質	たんぱく質
6.6g	**1.0**g

●カロリー	●脂質	●塩分
38kcal	0.0g	1.7g

ミモザサラダ
じゃがいも 50g、卵 30g

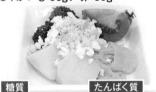

糖質	たんぱく質
6.7g	**6.4**g

●カロリー	●脂質	●塩分
101kcal	3.2g	0.3g

ポテトサラダ
じゃがいも 70g

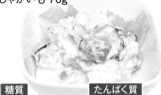

糖質	たんぱく質
7.2g	**3.0**g

●カロリー	●脂質	●塩分
153kcal	10.6g	0.9g

ビーンズサラダ
ミックスビーンズ 55g

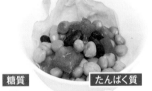

糖質	たんぱく質
8.5g	**4.2**g

●カロリー	●脂質	●塩分
79kcal	0.7g	0.0g

コーンサラダ
コーン 60g

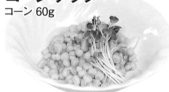

糖質	たんぱく質
9.8g	**1.5**g

●カロリー	●脂質	●塩分
53kcal	0.3g	0.3g

マカロニサラダ
マカロニ 40g

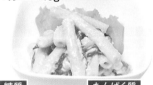

糖質	たんぱく質
13.0g	**2.6**g

●カロリー	●脂質	●塩分
147kcal	9.0g	1.4g

やまいもサラダ
やまいも 100g

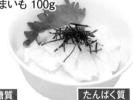

糖質	たんぱく質
13.0g	**1.6**g

●カロリー	●脂質	●塩分
65kcal	0.1g	0.0g

ザーサイ
15g

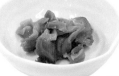

糖質	たんぱく質
0.0g	**0.3**g

●カロリー	●脂質	●塩分
3kcal	0.0g	2.1g

きゅうりの漬けもの
15g

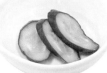

糖質	たんぱく質
0.4g	**0.1**g

●カロリー	●脂質	●塩分
3kcal	Tr	0.4g

しば漬け
15g

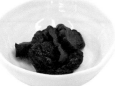

糖質	たんぱく質
0.4g	**0.0**g

•カロリー	•脂質	•塩分
4kcal	0.0g	0.6g

たくあん
25g

糖質	たんぱく質
0.5g	**0.3**g

•カロリー	•脂質	•塩分
6kcal	0.0g	0.6g

白菜の漬もの
30g

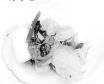

糖質	たんぱく質
0.5g	**0.3**g

•カロリー	•脂質	•塩分
5kcal	Tr	0.6g

梅干し
10g

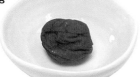

糖質	たんぱく質
0.6g	**0.1**g

•カロリー	•脂質	•塩分
3kcal	0.1g	1.8g

高菜漬け
30g

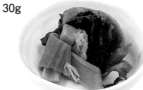

糖質	たんぱく質
0.7g	**0.5**g

•カロリー	•脂質	•塩分
9kcal	0.0g	1.2g

キムチ
40g

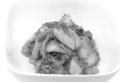

糖質	たんぱく質
1.3g	**0.0**g

•カロリー	•脂質	•塩分
11kcal	0.0g	1.2g

きゅうりのピクルス
13g

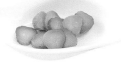

糖質	たんぱく質
2.2g	**0.0**g

•カロリー	•脂質	•塩分
9kcal	Tr	0.1g

福神漬け
10g

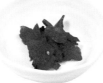

糖質	たんぱく質
2.9g	**0.0**g

•カロリー	•脂質	•塩分
14kcal	0.0g	0.5g

べったら漬け
30g

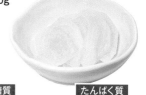

糖質	たんぱく質
3.4g	**0.1**g

•カロリー	•脂質	•塩分
16kcal	0.0g	0.8g

わさび漬け
20g

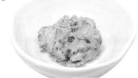

糖質	たんぱく質
5.1g	**0.0**g

•カロリー	•脂質	•塩分
28kcal	0.0g	0.5g

奈良漬け
15g

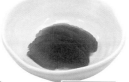

糖質	たんぱく質
5.6g	**0.0**g

•カロリー	•脂質	•塩分
32kcal	0.0g	0.7g

らっきょう
25g

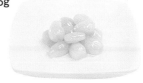

糖質	たんぱく質
6.6g	**0.1**g

•カロリー	•脂質	•塩分
30kcal	0.1g	0.5g

定番料理

… サラダ・漬けもの

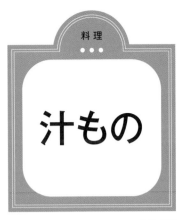

わかめスープ
カットわかめ 0.3g

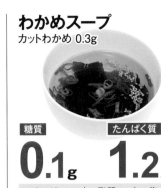

糖質 **0.1**g　たんぱく質 **1.2**g

- カロリー 8kcal ・脂質 0.2g ・塩分 1.0g

中華スープ
豚ひき肉 20g

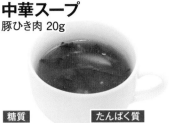

糖質 **0.4**g　たんぱく質 **4.8**g

- カロリー 65kcal ・脂質 4.6g ・塩分 0.9g

フカヒレスープ
フカヒレ 5g、ねぎ 20g

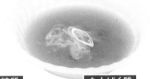

糖質 **1.9**g　たんぱく質 **4.3**g

- カロリー 50kcal ・脂質 0.8g ・塩分 2.5g

コンソメスープ
玉ねぎ 10g

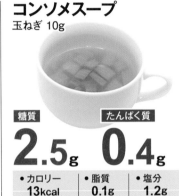

糖質 **2.5**g　たんぱく質 **0.4**g

- カロリー 13kcal ・脂質 0.1g ・塩分 1.2g

肉団子のスープ
豚ひき肉 30g

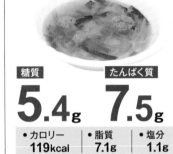

糖質 **5.4**g　たんぱく質 **7.5**g

- カロリー 119kcal ・脂質 7.1g ・塩分 1.1g

ガスパチョ
トマト 50g

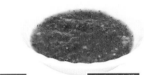

糖質 **8.0**g　たんぱく質 **1.3**g

- カロリー 106kcal ・脂質 7.3g ・塩分 0.8g

ビシソワーズ
じゃがいも 50g

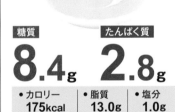

糖質 **8.4**g　たんぱく質 **2.8**g

- カロリー 175kcal ・脂質 13.0g ・塩分 1.0g

クラムチャウダー
じゃがいも 35g、あさり 75g

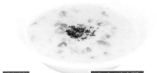

糖質 **11.6**g　たんぱく質 **5.8**g

- カロリー 179kcal ・脂質 11.0g ・塩分 2.1g

かぼちゃのポタージュ
かぼちゃ 50g

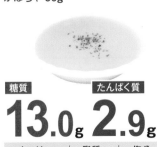

糖質 **13.0**g　たんぱく質 **2.9**g

- カロリー 142kcal ・脂質 8.4g ・塩分 0.6g

ミネストローネ
じゃがいも 20g

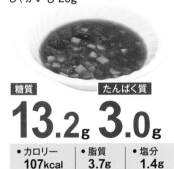

糖質 **13.2**g　たんぱく質 **3.0**g

- カロリー 107kcal ・脂質 3.7g ・塩分 1.4g

ワンタンスープ
豚ひき肉 25g

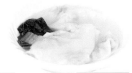

糖質 **14.5**g　たんぱく質 **7.4**g

- カロリー 144kcal ・脂質 5.8g ・塩分 1.8g

コーンスープ
とうもろこし缶詰（クリーム）50g

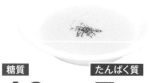

糖質	たんぱく質
16.0g	5.3g

・カロリー	・脂質	・塩分
135kcal	5.5g	1.4g

オニオングラタンスープ
パン 30g

糖質	たんぱく質
19.3g	7.2g

・カロリー	・脂質	・塩分
169kcal	6.0g	2.0g

あさりのみそ汁
あさり 50g

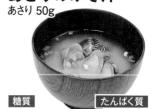

糖質	たんぱく質
1.8g	2.0g

・カロリー	・脂質	・塩分
25kcal	0.6g	1.8g

豆腐のみそ汁
絹ごし豆腐 25g

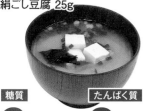

糖質	たんぱく質
2.0g	2.5g

・カロリー	・脂質	・塩分
34kcal	1.4g	1.4g

野菜のみそ汁
大根 20g

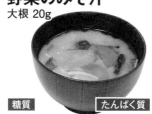

糖質	たんぱく質
4.1g	1.7g

・カロリー	・脂質	・塩分
35kcal	0.6g	1.4g

すまし汁
みつば 1.5g

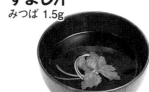

糖質	たんぱく質
0.5g	0.4g

・カロリー	・脂質	・塩分
5kcal	0.0g	1.1g

はまぐりの潮汁
はまぐり 50g

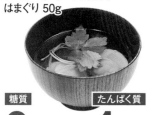

糖質	たんぱく質
0.9g	1.3g

・カロリー	・脂質	・塩分
11kcal	0.1g	1.4g

かき玉汁
鶏卵 25g

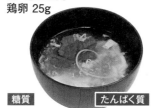

糖質	たんぱく質
1.9g	3.4g

・カロリー	・脂質	・塩分
47kcal	2.5g	1.1g

けんちん汁
木綿豆腐 40g

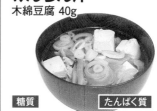

糖質	たんぱく質
2.7g	6.0g

・カロリー	・脂質	・塩分
123kcal	9.4g	1.1g

つみれ汁
つみれ 50g

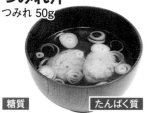

糖質	たんぱく質
3.9g	0.4g

・カロリー	・脂質	・塩分
57kcal	1.3g	1.7g

豚汁
豚もも肉 20g

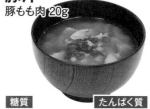

糖質	たんぱく質
5.0g	6.2g

・カロリー	・脂質	・塩分
84kcal	3.2g	1.4g

粕汁
さけ 30g

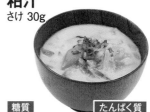

糖質	たんぱく質
8.1g	11.3g

・カロリー	・脂質	・塩分
133kcal	3.3g	1.5g

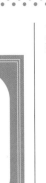

料 理

主食

玄米がゆ
茶わん1杯 150g

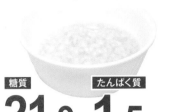

糖質	たんぱく質
21.9g	1.5g

・カロリー	・脂質	・塩分
96kcal	0.6g	0.0g

白がゆ
茶わん1杯 150g

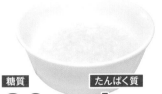

糖質	たんぱく質
23.5g	1.4g

・カロリー	・脂質	・塩分
98kcal	0.1g	0.0g

玄米ごはん
茶わん1杯 150g

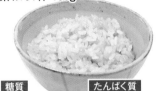

糖質	たんぱく質
51.3g	3.6g

・カロリー	・脂質	・塩分
228kcal	1.4g	0.0g

白米ごはん
茶わん1杯 150g

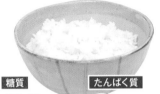

糖質	たんぱく質
53.3g	3.0g

・カロリー	・脂質	・塩分
234kcal	0.3g	0.0g

ポーク卵おにぎり
白米ごはん 80g

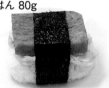

糖質	たんぱく質
29.2g	7.9g

・カロリー	・脂質	・塩分
253kcal	10.7g	1.2g

おにぎり
白米ごはん 160g

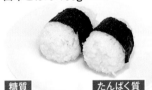

糖質	たんぱく質
57.0g	3.5g

・カロリー	・脂質	・塩分
252kcal	0.3g	0.3g

五目炊き込みごはん
茶わん1杯 150g

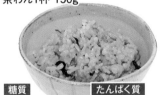

糖質	たんぱく質
41.6g	5.6g

・カロリー	・脂質	・塩分
217kcal	2.5g	0.6g

たけのこごはん
茶わん1杯 170g

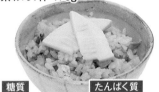

糖質	たんぱく質
41.6g	4.8g

・カロリー	・脂質	・塩分
213kcal	2.0g	0.6g

深川めし
茶わん1杯 150g

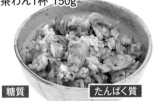

糖質	たんぱく質
43.3g	4.1g

・カロリー	・脂質	・塩分
201kcal	0.5g	1.0g

きのこごはん
茶わん1杯 160g

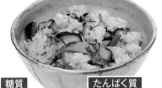

糖質	たんぱく質
43.5g	3.1g

・カロリー	・脂質	・塩分
199kcal	0.3g	0.3g

中華おこわ
茶わん1杯 150g

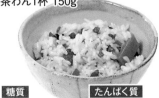

糖質	たんぱく質
43.6g	6.9g

・カロリー	・脂質	・塩分
245kcal	3.3g	0.7g

大根めし
茶わん1杯 170g

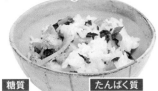

糖質	たんぱく質
44.8g	4.5g

• カロリー	• 脂質	• 塩分
225kcal	2.0g	0.7g

山菜おこわ
茶わん1杯 155g

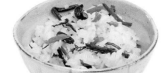

糖質	たんぱく質
45.3g	3.5g

• カロリー	• 脂質	• 塩分
210kcal	0.5g	1.6g

豆ごはん
茶わん1杯 150g

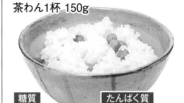

糖質	たんぱく質
47.7g	3.4g

• カロリー	• 脂質	• 塩分
219kcal	0.3g	0.9g

栗ごはん
茶わん1杯 150g

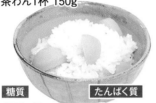

糖質	たんぱく質
50.0g	3.5g

• カロリー	• 脂質	• 塩分
225kcal	0.5g	0.3g

赤飯
茶わん1杯 150g

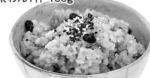

糖質	たんぱく質
60.5g	5.4g

• カロリー	• 脂質	• 塩分
280kcal	0.8g	0.5g

マーボー丼
白米ごはん 250g

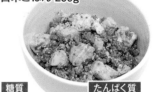

糖質	たんぱく質
93.2g	19.2g

• カロリー	• 脂質	• 塩分
626kcal	17.3g	1.9g

天津丼
白米ごはん 250g

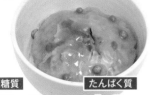

糖質	たんぱく質
94.4g	18.0g

• カロリー	• 脂質	• 塩分
664kcal	20.6g	1.5g

海鮮丼（しょうゆ含む）
白米ごはん 250g

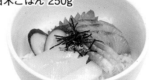

糖質	たんぱく質
95.0g	19.0g

• カロリー	• 脂質	• 塩分
502kcal	2.1g	1.7g

ねぎトロ丼（しょうゆ含む）
白米ごはん 250g

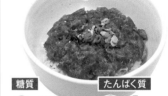

糖質	たんぱく質
95.0g	21.0g

• カロリー	• 脂質	• 塩分
593kcal	11.3g	1.4g

そぼろ丼
白米ごはん 250g

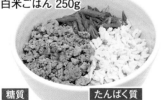

糖質	たんぱく質
95.8g	19.1g

• カロリー	• 脂質	• 塩分
626kcal	14.4g	1.3g

牛カルビ丼
白米ごはん 250g

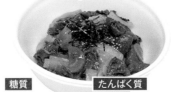

糖質	たんぱく質
97.2g	16.1g

• カロリー	• 脂質	• 塩分
848kcal	41.1g	1.3g

豚ばら丼
白米ごはん 250g

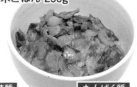

糖質	たんぱく質
96.7g	16.0g

• カロリー	• 脂質	• 塩分
747kcal	30.9g	1.3g

中華丼
白米ごはん 250g

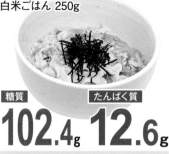

糖質	たんばく質
101.1g	**14.7**g

●カロリー	●脂質	●塩分
645kcal	17.3g	1.4g

玉子丼
白米ごはん 250g

糖質	たんばく質
102.4g	**12.6**g

●カロリー	●脂質	●塩分
549kcal	5.4g	2.9g

親子丼
白米ごはん 250g

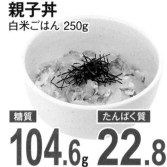

糖質	たんばく質
104.6g	**22.8**g

●カロリー	●脂質	●塩分
660kcal	13.5g	3.0g

牛丼
白米ごはん 250g

糖質	たんばく質
107.2g	**16.5**g

●カロリー	●脂質	●塩分
723kcal	20.1g	3.7g

豚ロース丼
白米ごはん 250g

糖質	たんばく質
108.7g	**21.8**g

●カロリー	●脂質	●塩分
718kcal	17.2g	3.3g

うな丼
白米ごはん 250g

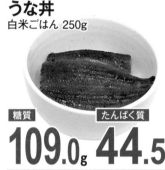

糖質	たんばく質
109.0g	**44.5**g

●カロリー	●脂質	●塩分
929kcal	31.5g	4.7g

カツ丼
白米ごはん 250g

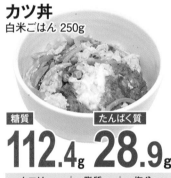
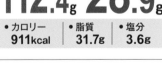

糖質	たんばく質
112.4g	**28.9**g

●カロリー	●脂質	●塩分
911kcal	31.7g	3.6g

かき揚げ丼
白米ごはん 250g

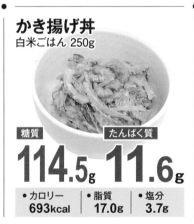

糖質	たんばく質
114.5g	**11.6**g

●カロリー	●脂質	●塩分
693kcal	17.0g	3.7g

天丼
白米ごはん 250g

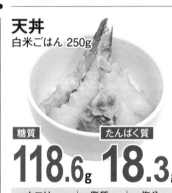

糖質	たんばく質
118.6g	**18.3**g

●カロリー	●脂質	●塩分
725kcal	16.6g	3.8g

いなりずし
白米ごはん 55g

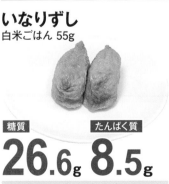

糖質	たんばく質
26.6g	**8.5**g

●カロリー	●脂質	●塩分
236kcal	10.0g	0.8g

さけとしその混ぜずし
白米ごはん 160g

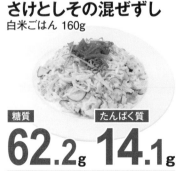
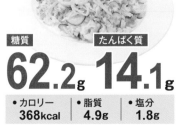

糖質	たんばく質
62.2g	**14.1**g

●カロリー	●脂質	●塩分
368kcal	4.9g	1.8g

ちらしずし
白米ごはん 150g

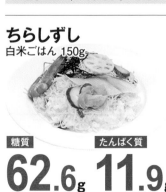

糖質	たんばく質
62.6g	**11.9**g

●カロリー	●脂質	●塩分
359kcal	4.8g	1.8g

バッテラ
白米ごはん 190g

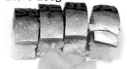

糖質	たんぱく質
70.8g	26.1g

●カロリー	●脂質	●塩分
576kcal	16.4g	3.9g

さばずし
白米ごはん 200g

糖質	たんぱく質
75.2g	14.6g

●カロリー	●脂質	●塩分
504kcal	12.8g	1.9g

いかめし
もち米（炊き上がり）60g

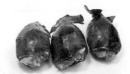

糖質	たんぱく質
52.0g	21.6g

●カロリー	●脂質	●塩分
339kcal	0.7g	3.0g

野菜カレー
白米ごはん 200g

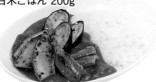

糖質	たんぱく質
93.2g	6.8g

●カロリー	●脂質	●塩分
568kcal	16.2g	2.2g

チキンカレー
白米ごはん 230g

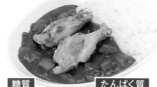

糖質	たんぱく質
98.3g	16.7g

●カロリー	●脂質	●塩分
635kcal	17.3g	2.3g

ポークカレー
白米ごはん 230g

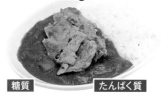

糖質	たんぱく質
98.4g	16.9g

●カロリー	●脂質	●塩分
635kcal	16.0g	2.2g

シーフードカレー
白米ごはん 230g

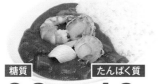

糖質	たんぱく質
98.9g	16.3g

●カロリー	●脂質	●塩分
579kcal	9.4g	2.5g

ビーフカレー
白米ごはん 230g

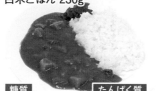

糖質	たんぱく質
101.3g	15.0g

●カロリー	●脂質	●塩分
722kcal	25.0g	2.7g

ピラフ
白米ごはん 200g

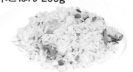

糖質	たんぱく質
67.8g	9.6g

●カロリー	●脂質	●塩分
364kcal	4.5g	1.1g

チャーハン
白米ごはん 200g

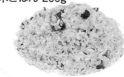

糖質	たんぱく質
74.2g	13.0g

●カロリー	●脂質	●塩分
531kcal	17.9g	3.1g

チキンドリア
白米ごはん 200g

糖質	たんぱく質
82.0g	23.8g

●カロリー	●脂質	●塩分
627kcal	20.7g	2.1g

オムライス
白米ごはん 200g

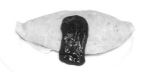

糖質	たんぱく質
84.9g	18.9g

●カロリー	●脂質	●塩分
655kcal	24.5g	3.2g

定番料理

… 主食

石焼きビビンバ
白米ごはん 250g

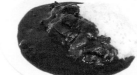

糖質	たんぱく質
95.0g	**10.7**g

・カロリー	・脂質	・塩分
527kcal	7.9g	2.3g

ハヤシライス
白米ごはん 230g

糖質	たんぱく質
95.1g	**13.4**g

・カロリー	・脂質	・塩分
668kcal	22.8g	2.3g

中華がゆ
茶わん1杯 220g

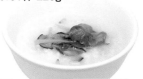

糖質	たんぱく質
23.3g	**3.5**g

・カロリー	・脂質	・塩分
134kcal	2.4g	1.5g

カルビクッパ
白米ごはん 100g

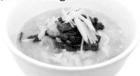

糖質	たんぱく質
38.2g	**12.1**g

・カロリー	・脂質	・塩分
388kcal	19.2g	3.1g

雑炊
白米ごはん 100g

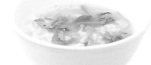

糖質	たんぱく質
40.4g	**9.1**g

・カロリー	・脂質	・塩分
260kcal	5.4g	1.7g

リゾット
白米ごはん 110g

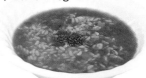

糖質	たんぱく質
43.6g	**5.8**g

・カロリー	・脂質	・塩分
304kcal	9.6g	1.5g

さけ茶漬け
白米ごはん 160g

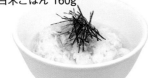

糖質	たんぱく質
57.3g	**6.4**g

・カロリー	・脂質	・塩分
272kcal	0.9g	0.4g

冷や汁
白米ごはん 150g

糖質	たんぱく質
57.8g	**21.6**g

・カロリー	・脂質	・塩分
444kcal	10.8g	2.2g

漬けもの茶漬け
白米ごはん 160g

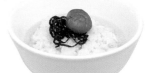

糖質	たんぱく質
60.4g	**4.0**g

・カロリー	・脂質	・塩分
271kcal	0.5g	2.6g

天ぷら茶漬け
白米ごはん 160g

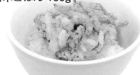

糖質	たんぱく質
72.9g	**8.6**g

・カロリー	・脂質	・塩分
493kcal	16.8g	0.2g

焼きもち
もち 50g

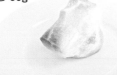

糖質	たんぱく質
25.1g	**1.8**g

・カロリー	・脂質	・塩分
112kcal	0.3g	0.0g

雑煮
もち 50g

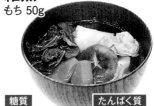

糖質	たんぱく質
27.1g	**8.2**g

・カロリー	・脂質	・塩分
185kcal	4.4g	2.3g

もちの磯辺焼き
もち 100g

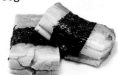

糖質	たんぱく質
51.3g	**4.5**g

●カロリー	●脂質	●塩分
234kcal	0.5g	1.7g

トースト（バター）
食パン6枚切り1枚 60g

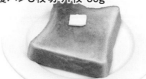

糖質	たんぱく質
25.4g	**4.5**g

●カロリー	●脂質	●塩分
205kcal	8.2g	0.9g

トースト（マーガリン）
食パン6枚切り1枚 60g

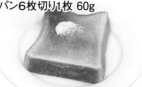

糖質	たんぱく質
25.4g	**4.5**g

●カロリー	●脂質	●塩分
206kcal	8.5g	0.8g

トースト（チーズ）
食パン6枚切り1枚 60g

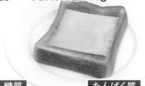

糖質	たんぱく質
25.6g	**8.3**g

●カロリー	●脂質	●塩分
205kcal	6.7g	1.2g

ピザトースト
食パン6枚切り1枚 60g

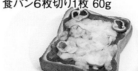

糖質	たんぱく質
28.5g	**10.0**g

●カロリー	●脂質	●塩分
261kcal	10.5g	1.5g

トースト（ジャム）
食パン6枚切り1枚 60g

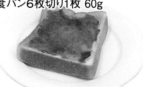

糖質	たんぱく質
37.7g	**4.5**g

●カロリー	●脂質	●塩分
199kcal	2.2g	0.7g

トースト（はちみつ）
食パン6枚切り1枚 60g

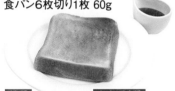

糖質	たんぱく質
41.7g	**4.5**g

●カロリー	●脂質	●塩分
215kcal	2.2g	0.7g

フレンチトースト
食パン6枚切り1枚 60g

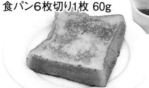

糖質	たんぱく質
46.6g	**9.6**g

●カロリー	●脂質	●塩分
356kcal	13.1g	1.0g

かつサンド
食パン 40g

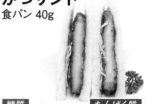

糖質	たんぱく質
23.0g	**11.9**g

●カロリー	●脂質	●塩分
311kcal	17.4g	1.6g

ウインナーパン
1個 115g

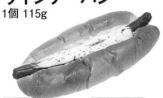

糖質	たんぱく質
30.0g	**9.1**g

●カロリー	●脂質	●塩分
370kcal	23.1g	1.9g

コロッケパン
1個 120g

糖質	たんぱく質
34.2g	**5.8**g

●カロリー	●脂質	●塩分
247kcal	8.7g	1.2g

焼きそばパン
1個 120g

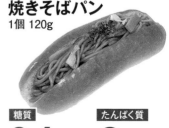

糖質	たんぱく質
34.2g	**6.1**g

●カロリー	●脂質	●塩分
239kcal	8.1g	1.2g

カレーパン
1個 120g

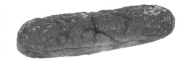

糖質	たんぱく質
36.9g	**6.8**g

・カロリー	・脂質	・塩分
362kcal	20.8g	1.4g

揚げパン
1個 100g

糖質	たんぱく質
41.7g	**7.5**g

・カロリー	・脂質	・塩分
369kcal	17.8g	1.1g

蒸しパン
1個 90g

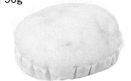

糖質	たんぱく質
57.1g	**5.1**g

・カロリー	・脂質	・塩分
310kcal	5.9g	0.6g

冷やしそば
そば（ゆで） 230g

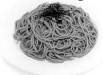

糖質	たんぱく質
57.0g	**9.9**g

・カロリー	・脂質	・塩分
319kcal	2.1g	1.4g

わかめそば
そば（ゆで） 230g

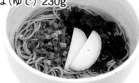

糖質	たんぱく質
59.3g	**11.9**g

・カロリー	・脂質	・塩分
346kcal	2.1g	3.2g

月見そば
そば（ゆで） 230g

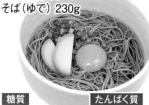

糖質	たんぱく質
59.4g	**17.7**g

・カロリー	・脂質	・塩分
419kcal	7.1g	3.1g

山菜そば
そば（ゆで） 230g

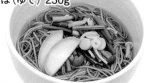

糖質	たんぱく質
59.5g	**12.2**g

・カロリー	・脂質	・塩分
350kcal	2.1g	2.9g

かけそば
そば（ゆで） 230g

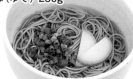

糖質	たんぱく質
60.1g	**11.6**g

・カロリー	・脂質	・塩分
348kcal	2.1g	2.7g

鴨南蛮そば
そば（ゆで） 230g

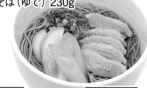

糖質	たんぱく質
61.1g	**18.2**g

・カロリー	・脂質	・塩分
506kcal	16.2g	3.0g

天ぷらそば
そば（ゆで） 230g

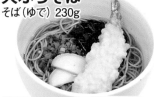

糖質	たんぱく質
62.5g	**15.8**g

・カロリー	・脂質	・塩分
412kcal	5.9g	3.1g

たぬきそば
そば（ゆで） 230g

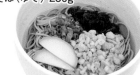

糖質	たんぱく質
62.8g	**12.5**g

・カロリー	・脂質	・塩分
420kcal	8.4g	3.1g

山かけそば
そば（ゆで） 230g

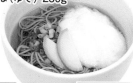

糖質	たんぱく質
63.1g	**12.2**g

・カロリー	・脂質	・塩分
363kcal	2.2g	2.9g

定番料理

…主食

きつねそば
そば（ゆで）230g

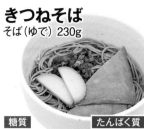

糖質	たんぱく質
63.4g	**17.1g**

● カロリー	● 脂質	● 塩分
431kcal	7.4g	3.3g

コロッケそば
そば（ゆで）230g

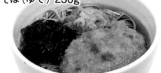

糖質	たんぱく質
67.2g	**16.5g**

● カロリー	● 脂質	● 塩分
541kcal	16.5g	3.5g

にしんそば
そば（ゆで）230g

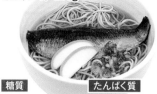

糖質	たんぱく質
67.3g	**15.8g**

● カロリー	● 脂質	● 塩分
442kcal	5.0g	4.3g

焼きうどん
うどん（ゆで）250g

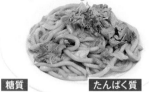

糖質	たんぱく質
53.7g	**10.9g**

● カロリー	● 脂質	● 塩分
514kcal	26.8g	3.5g

釜玉うどん
うどん（ゆで）250g

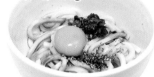

糖質	たんぱく質
54.1g	**12.7g**

● カロリー	● 脂質	● 塩分
340kcal	5.9g	2.8g

冷やしうどん
うどん（ゆで）250g

糖質	たんぱく質
56.1g	**7.1g**

● カロリー	● 脂質	● 塩分
265kcal	0.8g	2.7g

わかめうどん
うどん（ゆで）250g

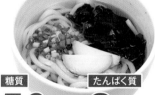

糖質	たんぱく質
56.9g	**8.7g**

● カロリー	● 脂質	● 塩分
284kcal	0.8g	3.9g

月見うどん
うどん（ゆで）250g

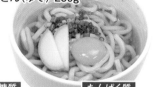

糖質	たんぱく質
57.0g	**14.5g**

● カロリー	● 脂質	● 塩分
358kcal	5.7g	3.9g

山菜うどん
うどん（ゆで）250g

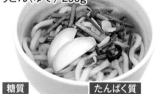

糖質	たんぱく質
57.1g	**8.9g**

● カロリー	● 脂質	● 塩分
289kcal	0.8g	3.7g

かけうどん
うどん（ゆで）250g

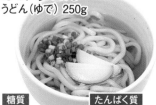

糖質	たんぱく質
57.7g	**8.4g**

● カロリー	● 脂質	● 塩分
286kcal	0.8g	3.4g

釜揚げうどん
うどん（ゆで）250g

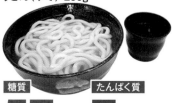

糖質	たんぱく質
57.7g	**7.3g**

● カロリー	● 脂質	● 塩分
273kcal	0.8g	3.4g

とり煮込みうどん
うどん（ゆで）250g

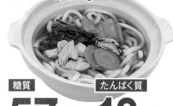

糖質	たんぱく質
57.7g	**12.9g**

● カロリー	● 脂質	● 塩分
336kcal	3.0g	3.7g

天ぷらうどん
うどん（ゆで）250g

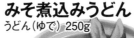

糖質	たんぱく質
59.3g	12.0g

●カロリー	●脂質	●塩分
333kcal	3.4g	3.9g

みそ煮込みうどん
うどん（ゆで）250g

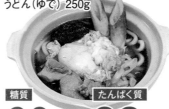

糖質	たんぱく質
60.3g	22.1g

●カロリー	●脂質	●塩分
486kcal	12.9g	4.8g

きつねうどん
うどん（ゆで）250g

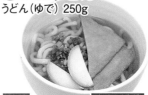

糖質	たんぱく質
61.0g	13.3g

●カロリー	●脂質	●塩分
376kcal	7.0g	4.1g

肉うどん
うどん（ゆで）250g

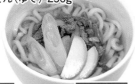

糖質	たんぱく質
61.6g	14.4g

●カロリー	●脂質	●塩分
497kcal	19.4g	4.5g

カレーうどん
うどん（ゆで）250g

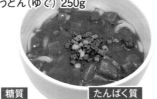

糖質	たんぱく質
72.8g	16.0g

●カロリー	●脂質	●塩分
447kcal	5.4g	4.8g

ちからうどん
うどん（ゆで）250g

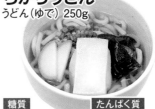

糖質	たんぱく質
81.9g	10.4g

●カロリー	●脂質	●塩分
394kcal	1.1g	3.8g

皿うどん
中華めん（揚げ）115g

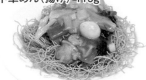

糖質	たんぱく質
44.5g	12.3g

●カロリー	●脂質	●塩分
592kcal	38.3g	2.7g

塩焼きそば
中華めん（ゆで）150g

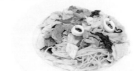

糖質	たんぱく質
52.3g	17.8g

●カロリー	●脂質	●塩分
551kcal	28.8g	2.2g

焼きそば
中華めん（ゆで）150g

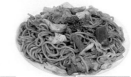

糖質	たんぱく質
59.6g	13.7g

●カロリー	●脂質	●塩分
497kcal	21.3g	3.1g

海鮮あんかけ焼きそば
中華めん（ゆで）150g

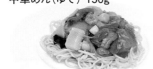

糖質	たんぱく質
60.5g	14.9g

●カロリー	●脂質	●塩分
474kcal	17.1g	1.9g

塩ラーメン
中華めん（ゆで）230g

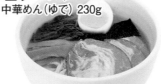

糖質	たんぱく質
62.8g	22.7g

●カロリー	●脂質	●塩分
451kcal	9.7g	5.4g

しょうゆラーメン
中華めん（ゆで）230g

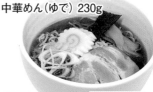

糖質	たんぱく質
65.0g	18.7g

●カロリー	●脂質	●塩分
417kcal	6.6g	5.4g

つけめん
中華めん（ゆで）230g

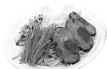

糖質	たんぱく質
65.1g	**22.9g**

●カロリー	●脂質	●塩分
447kcal	8.3g	2.0g

担々メン
中華めん（ゆで）230g

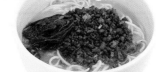

糖質	たんぱく質
65.5g	**26.9g**

●カロリー	●脂質	●塩分
657kcal	27.8g	6.5g

ちゃんぽん
中華めん（ゆで）230g

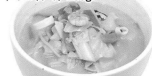

糖質	たんぱく質
65.6g	**25.7g**

●カロリー	●脂質	●塩分
536kcal	15.5g	6.2g

油そば
中華めん（ゆで）230g

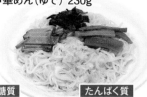

糖質	たんぱく質
66.9g	**17.0g**

●カロリー	●脂質	●塩分
416kcal	6.6g	5.8g

チャーシューメン
中華めん（ゆで）230g

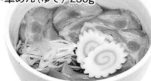

糖質	たんぱく質
67.0g	**25.0g**

●カロリー	●脂質	●塩分
482kcal	9.5g	6.3g

五目ラーメン
中華めん（ゆで）230g

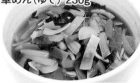

糖質	たんぱく質
67.4g	**20.4g**

●カロリー	●脂質	●塩分
488kcal	12.5g	4.8g

ワンタンメン
中華めん（ゆで）200g

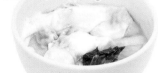

糖質	たんぱく質
67.6g	**18.9g**

●カロリー	●脂質	●塩分
442kcal	9.2g	4.5g

とんこつラーメン
中華めん（ゆで）230g

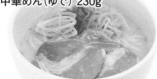

糖質	たんぱく質
68.0g	**18.5g**

●カロリー	●脂質	●塩分
464kcal	10.4g	5.9g

タンメン
中華めん（ゆで）230g

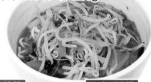

糖質	たんぱく質
68.1g	**16.7g**

●カロリー	●脂質	●塩分
427kcal	6.4g	5.2g

みそラーメン
中華めん（ゆで）230g

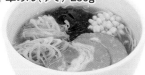

糖質	たんぱく質
70.3g	**20.7g**

●カロリー	●脂質	●塩分
466kcal	8.5g	5.9g

ジャージャーメン
中華めん（ゆで）230g

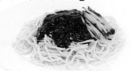

糖質	たんぱく質
71.7g	**24.3g**

●カロリー	●脂質	●塩分
583kcal	20.1g	3.2g

ペペロンチーノ
スパゲッティ（ゆで）220g

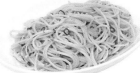

糖質	たんぱく質
64.8g	**11.8g**

●カロリー	●脂質	●塩分
423kcal	11.5g	3.6g

バジルソースパスタ
スパゲッティ（ゆで）220g

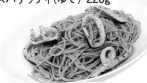

糖質	たんぱく質
64.9g	**20.5**g

●カロリー	●脂質	●塩分
593kcal	24.8g	3.4g

たらこ和風パスタ
スパゲッティ（ゆで）220g

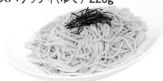

糖質	たんぱく質
66.1g	**29.2**g

●カロリー	●脂質	●塩分
554kcal	14.3g	7.7g

カルボナーラ
スパゲッティ（ゆで）220g

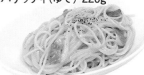

糖質	たんぱく質
66.6g	**22.4**g

●カロリー	●脂質	●塩分
732kcal	38.5g	4.4g

ボンゴレビアンコ
スパゲッティ（ゆで）220g

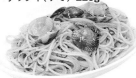

糖質	たんぱく質
66.6g	**14.5**g

●カロリー	●脂質	●塩分
517kcal	14.5g	4.5g

和風きのこパスタ
スパゲッティ（ゆで）220g

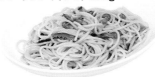

糖質	たんぱく質
67.2g	**13.7**g

●カロリー	●脂質	●塩分
520kcal	18.9g	4.5g

トマトソースパスタ
スパゲッティ（ゆで）220g

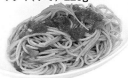

糖質	たんぱく質
69.6g	**12.8**g

●カロリー	●脂質	●塩分
416kcal	7.6g	3.6g

冷製トマトソースパスタ
スパゲッティ（ゆで）220g

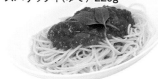

糖質	たんぱく質
69.7g	**13.0**g

●カロリー	●脂質	●塩分
413kcal	7.0g	3.7g

ペスカトーレ
スパゲッティ（ゆで）220g

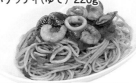

糖質	たんぱく質
69.8g	**19.8**g

●カロリー	●脂質	●塩分
557kcal	19.0g	4.6g

明太子クリームパスタ
スパゲッティ（ゆで）220g

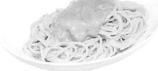

糖質	たんぱく質
71.1g	**14.5**g

●カロリー	●脂質	●塩分
668kcal	31.2g	5.5g

ミートソースパスタ
スパゲッティ（ゆで）220g

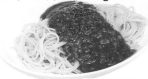

糖質	たんぱく質
74.7g	**21.1**g

●カロリー	●脂質	●塩分
647kcal	21.6g	4.6g

ナポリタン
スパゲッティ（ゆで）220g

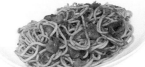

糖質	たんぱく質
75.3g	**15.7**g

●カロリー	●脂質	●塩分
592kcal	23.6g	5.3g

サーモンのクリームパスタ
スパゲッティ（ゆで）220g

糖質	たんぱく質
78.7g	**28.2**g

●カロリー	●脂質	●塩分
577kcal	13.9g	4.1g

ペンネアラビアータ
ペンネ（ゆで）160g

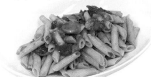

糖質	たんぱく質
53.4g	**10.4**g

・カロリー	・脂質	・塩分
393kcal	13.2g	2.6g

マカロニグラタン
マカロニ（ゆで）75g

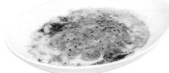

糖質	たんぱく質
32.9g	**15.8**g

・カロリー	・脂質	・塩分
352kcal	16.4g	3.0g

ラザニア
ラザニア（ゆで）100g

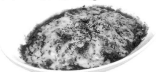

糖質	たんぱく質
48.6g	**23.1**g

・カロリー	・脂質	・塩分
585kcal	26.0g	4.6g

焼きビーフン
ビーフン（乾）40g

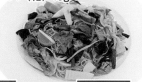

糖質	たんぱく質
33.5g	**10.4**g

・カロリー	・脂質	・塩分
453kcal	29.5g	2.3g

韓国風冷めん
韓国冷めん（乾）40g

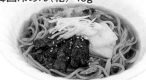

糖質	たんぱく質
40.8g	**6.3**g

・カロリー	・脂質	・塩分
359kcal	17.4g	4.2g

にゅうめん
そうめん（ゆで）150g

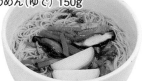

糖質	たんぱく質
44.8g	**11.0**g

・カロリー	・脂質	・塩分
266kcal	3.7g	3.4g

そうめん
そうめん（ゆで）200g

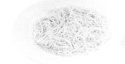

糖質	たんぱく質
56.0g	**8.1**g

・カロリー	・脂質	・塩分
261kcal	0.8g	2.7g

きしめん
きしめん（ゆで）250g

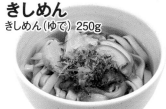

糖質	たんぱく質
56.6g	**11.2**g

・カロリー	・脂質	・塩分
321kcal	3.9g	3.7g

ソーキそば
沖縄そば（ゆで）200g

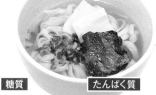

糖質	たんぱく質
57.3g	**15.5**g

・カロリー	・脂質	・塩分
386kcal	10.2g	5.4g

チヂミ
175g

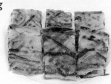

糖質	たんぱく質
20.4g	**10.0**g

・カロリー	・脂質	・塩分
251kcal	12.7g	0.7g

シリアル
コーンフレーク 30g、牛乳 200g

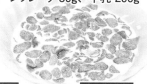

糖質	たんぱく質
34.0g	**8.0**g

・カロリー	・脂質	・塩分
236kcal	7.4g	0.8g

きりたんぽ鍋
きりたんぽ 140g

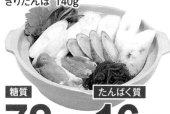

糖質	たんぱく質
72.5g	**16.1**g

・カロリー	・脂質	・塩分
462kcal	8.8g	2.1g

外食でも
上手に糖質オフ

• • •

外食時に糖質オフを実践するには、お店選びがポイント。単品料理に偏らず、副菜やサイドメニューを選べるお店が、糖質コントロールに最適です。お酒も上手に楽しみましょう。

ランチは副菜のある 和定食を選ぶ

ランチに定食を選ぶなら、焼き魚や刺身、肉をシンプルに焼いたおかずがメインの和定食がおすすめです。副菜や汁ものがついているので、栄養のバランスもバッチリ。ごはんの量は減らすなどして、適量に調整しましょう。バランスよくしっかり食べておけば、余計な間食もしないですみます。

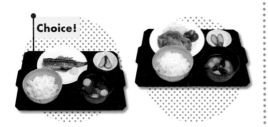

Choice!

夕食はバランスよく組み合わせる

夜の外食は、セットではなく単品でメニューを選んで。肉や魚をメインに野菜もバランスよく注文して腹八分目に抑えましょう。食事をする人数が多ければ、糖質の多いメニューも少量ずつ分け合えます。寿司はごはんの糖質が多いので、刺身や魚料理を食べてから、最後につまんで。6カンで糖質50gと覚えて調整します。お酒を飲む場合はそのぶんの糖質やカロリーも意識しましょう。

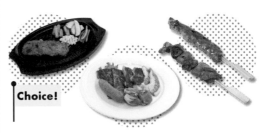

Choice!

めん類・丼物には野菜をプラス

めん類は糖質が多く、栄養も偏りがちなので、具がたくさん入っているものを選ぶか、野菜のお惣菜を加えてバランスをとりましょう。丼物は満腹感がありますが、ごはんが多いため、野菜の多い中華丼などを選びごはんを調整しましょう。

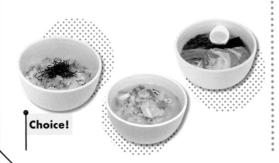

Choice!

ドリンク・アルコールは 甘さに注意

ジュース類のほか、砂糖の入ったコーヒーやスポーツ飲料など、甘さのある飲みものは糖質が多いので、1日の糖質量に数えて調整しましょう。アルコールの中でもビールやワインは糖質が多いので、1日に飲む量は、ビール500ml、ワイン1杯を目安に。ウイスキー、ウォッカ、焼酎は、糖質は少なくてもアルコール度数が高いので飲み過ぎに注意しましょう。

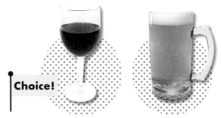

Choice!

外食・テイクアウト

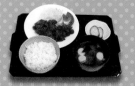
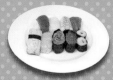

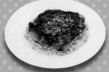

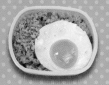

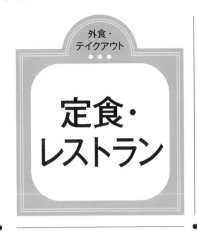

定食・レストラン

外食・テイクアウト

焼き魚定食
白米ごはん 200g、さんま 70g

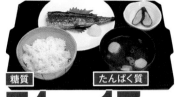

糖質 **74.6**g　たんぱく質 **17.0**g

- カロリー **541**kcal
- 脂質 **16.7**g
- 塩分 **2.7**g

刺身定食
白米ごはん 200g、刺身 60g

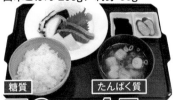

糖質 **76.1**g　たんぱく質 **15.7**g

- カロリー **410**kcal
- 脂質 **1.9**g
- 塩分 **2.4**g

野菜炒め定食
白米ごはん 200g、キャベツ 60g

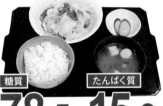

糖質 **78.5**g　たんぱく質 **15.9**g

- カロリー **538**kcal
- 脂質 **14.8**g
- 塩分 **3.2**g

しょうが焼き定食
白米ごはん 200g、豚ロース肉 90g

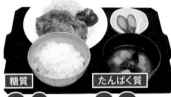

糖質 **80.2**g　たんぱく質 **22.2**g

- カロリー **615**kcal
- 脂質 **19.5**g
- 塩分 **3.2**g

さばみそ煮定食
白米ごはん 200g、さば 80g

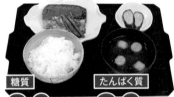

糖質 **80.9**g　たんぱく質 **20.7**g

- カロリー **553**kcal
- 脂質 **11.6**g
- 塩分 **2.7**g

煮魚定食
白米ごはん 200g、かれい 200g

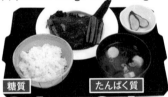

糖質 **81.5**g　たんぱく質 **24.1**g

- カロリー **471**kcal
- 脂質 **2.0**g
- 塩分 **3.1**g

から揚げ定食
白米ごはん 200g、とりもも肉 120g

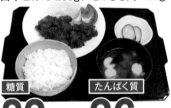

糖質 **82.4**g　たんぱく質 **26.9**g

- カロリー **622**kcal
- 脂質 **18.5**g
- 塩分 **2.4**g

えびフライ定食
白米ごはん 200g、えび 80g

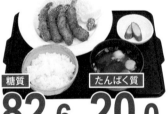

糖質 **82.6**g　たんぱく質 **20.0**g

- カロリー **549**kcal
- 脂質 **12.3**g
- 塩分 **2.5**g

ミックスフライ定食
白米ごはん 200g、たら 60g

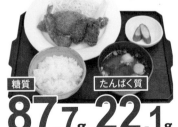

糖質 **87.7**g　たんぱく質 **22.1**g

- カロリー **674**kcal
- 脂質 **22.5**g
- 塩分 **3.4**g

ヒレカツ定食
白米ごはん 200g、豚ヒレ肉 105g

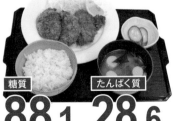

糖質 **88.1**g　たんぱく質 **28.6**g

- カロリー **677**kcal
- 脂質 **19.6**g
- 塩分 **2.5**g

チキンカツ定食
白米ごはん 200g、とりもも肉 100g

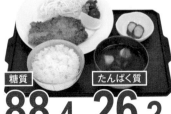

糖質 **88.4**g　たんぱく質 **26.2**g

- カロリー **739**kcal
- 脂質 **28.9**g
- 塩分 **2.6**g

かきフライ定食
白米ごはん 200g、かき 85g

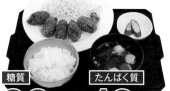

糖質	たんぱく質
88.7g	**12**.8g

・カロリー	・脂質	・塩分
712kcal	31.0g	4.2g

焼き肉定食
白米ごはん 200g、牛リブロース肉 100g

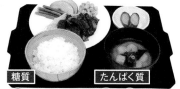

糖質	たんぱく質
97.5g	**20**.8g

・カロリー	・脂質	・塩分
938kcal	46.2g	3.8g

ハンバーグ定食
白米ごはん 200g、合いびき肉 100g

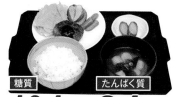

糖質	たんぱく質
104.7g	**24**.8g

・カロリー	・脂質	・塩分
873kcal	35.8g	4.8g

天ぷら定食
白米ごはん 200g、えび 20g

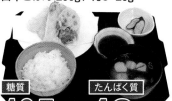

糖質	たんぱく質
105.6g	**18**.9g

・カロリー	・脂質	・塩分
760kcal	24.6g	3.8g

マーボー豆腐定食
白米ごはん 200g、木綿豆腐 100g

糖質	たんぱく質
75.2g	**17**.2g

・カロリー	・脂質	・塩分
507kcal	13.0g	4.7g

かに玉定食
白米ごはん 200g、卵 80g

糖質	たんぱく質
79.1g	**19**.6g

・カロリー	・脂質	・塩分
630kcal	22.4g	5.0g

ギョーザ定食
白米ごはん 200g、豚ひき肉 20g

糖質	たんぱく質
90.9g	**11**.5g

・カロリー	・脂質	・塩分
520kcal	10.1g	4.2g

春巻き定食
白米ごはん 200g、豚もも肉 15g

糖質	たんぱく質
92.3g	**11**.3g

・カロリー	・脂質	・塩分
604kcal	16.9g	4.0g

酢豚定食
白米ごはん 200g、豚もも肉 65g

糖質	たんぱく質
109.4g	**18**.9g

・カロリー	・脂質	・塩分
673kcal	13.8g	6.3g

パン＋サラダ＋スープ
ロールパン 30g、レタス 30g

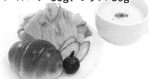

糖質	たんぱく質
28.1g	**7**.2g

・カロリー	・脂質	・塩分
209kcal	7.0g	1.5g

パン＋コンソメスープ
フランスパン 60g、玉ねぎ 10g

糖質	たんぱく質
35.4g	**5**.6g

・カロリー	・脂質	・塩分
242kcal	6.7g	2.3g

ごはん＋みそ汁
白米ごはん 200g、青ねぎ 2g

糖質	たんぱく質
73.7g	**5**.5g

・カロリー	・脂質	・塩分
338kcal	1.0g	1.4g

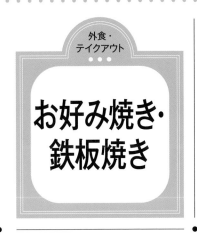

お好み焼き・鉄板焼き

お好み焼き（ミックス）
小麦粉 60g、キャベツ 100g

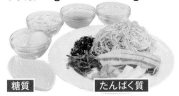

糖質	たんぱく質
52.2g	**24.2g**

●カロリー	●脂質	●塩分
554kcal	24.7g	3.8g

お好み焼き（肉系）
小麦粉 60g、キャベツ 100g

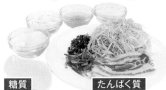

糖質	たんぱく質
52.7g	**21.2g**

●カロリー	●脂質	●塩分
571kcal	28.1g	3.5g

お好み焼き（魚介）
小麦粉 60g、キャベツ 100g

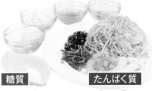

糖質	たんぱく質
52.8g	**22.1g**

●カロリー	●脂質	●塩分
397kcal	7.3g	3.7g

広島風お好み焼き
中華めん（ゆで）75g

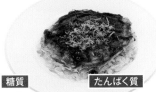

糖質	たんぱく質
59.7g	**14.6g**

●カロリー	●脂質	●塩分
539kcal	25.8g	3.1g

もんじゃ焼き（ミックス）
小麦粉 30g、キャベツ 100g

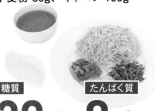

糖質	たんぱく質
32.1g	**8.0g**

●カロリー	●脂質	●塩分
267kcal	8.8g	2.4g

サーロインステーキ
牛サーロイン肉 130g

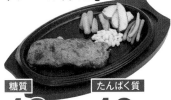

糖質	たんぱく質
18.3g	**19.9g**

●カロリー	●脂質	●塩分
575kcal	43.9g	2.4g

ヒレステーキ
牛ヒレ肉 130g

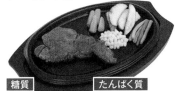

糖質	たんぱく質
18.5g	**24.7g**

●カロリー	●脂質	●塩分
398kcal	22.3g	2.4g

ハンバーグ
合いびき肉 100g

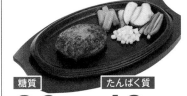

糖質	たんぱく質
26.2g	**19.4g**

●カロリー	●脂質	●塩分
534kcal	36.6g	2.0g

和風ハンバーグ
合いびき肉 100g

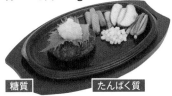

糖質	たんぱく質
27.1g	**19.7g**

●カロリー	●脂質	●塩分
540kcal	36.6g	2.3g

デミグラスハンバーグ
合いびき肉 100g

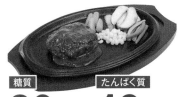

糖質	たんぱく質
29.0g	**19.8g**

●カロリー	●脂質	●塩分
562kcal	38.2g	2.6g

イタリアンハンバーグ
合いびき肉 100g

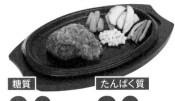

糖質	たんぱく質
30.0g	**20.3g**

●カロリー	●脂質	●塩分
575kcal	38.7g	2.1g

焼き肉

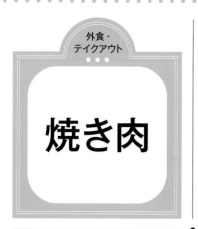

ミノ
牛ミノ 100g

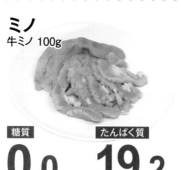

糖質	たんぱく質
0.0g	**19.2**g

・カロリー	・脂質	・塩分
166kcal	**6.9**g	**0.1**g

ホルモン
牛モツ 100g

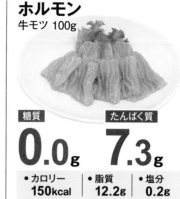

糖質	たんぱく質
0.0g	**7.3**g

・カロリー	・脂質	・塩分
150kcal	**12.2**g	**0.2**g

タン
牛タン 90g

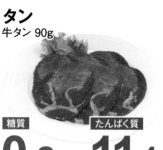

糖質	たんぱく質
0.2g	**11.1**g

・カロリー	・脂質	・塩分
287kcal	**26.7**g	**0.2**g

ロース
牛リブロース肉 105g

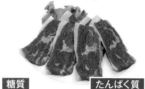

糖質	たんぱく質
0.2g	**13.1**g

・カロリー	・脂質	・塩分
399kcal	**36.8**g	**0.1**g

カルビ
牛カルビ 90g

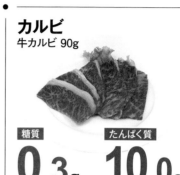

糖質	たんぱく質
0.3g	**10.0**g

・カロリー	・脂質	・塩分
343kcal	**33.6**g	**0.1**g

ハラミ
牛ハラミ 150g

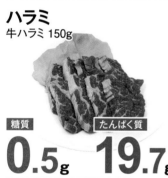

糖質	たんぱく質
0.5g	**19.7**g

・カロリー	・脂質	・塩分
432kcal	**38.9**g	**0.1**g

とり肉
とりもも肉 120g

糖質	たんぱく質
0.0g	**20.4**g

・カロリー	・脂質	・塩分
228kcal	**16.2**g	**0.2**g

ウインナー
3本 70g

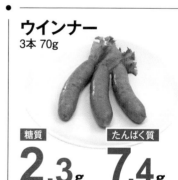

糖質	たんぱく質
2.3g	**7.4**g

・カロリー	・脂質	・塩分
224kcal	**20.5**g	**1.3**g

焼肉盛り合わせ
牛ばら肉・牛リブロース肉・豚かたロース肉・
とりもも肉 各 30g、ウインナー 20g

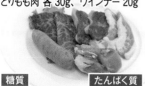

糖質	たんぱく質
0.8g	**18.7**g

・カロリー	・脂質	・塩分
421kcal	**37.1**g	**0.5**g

ユッケ
牛もも肉 100g

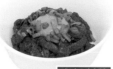

糖質	たんぱく質
3.4g	**20.6**g

・カロリー	・脂質	・塩分
207kcal	**9.2**g	**0.7**g

野菜盛り合わせ
野菜 155g、しいたけ 20g、とうもろこし 40g

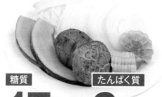

糖質	たんぱく質
17.8g	**2.8**g

・カロリー	・脂質	・塩分
99kcal	**0.7**g	**0.0**g

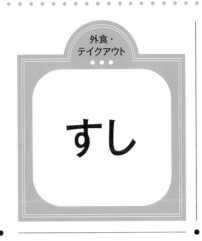

外食・
テイクアウト

すし

あまえびのにぎり
白米ごはん 45g、あまえび 20g

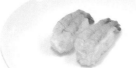

糖質 **16.1**g
たんぱく質 **3.9**g

- カロリー 88kcal
- 脂質 0.2g
- 塩分 0.4g

いかのにぎり
白米ごはん 45g、いか 20g

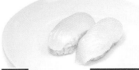

糖質 **16.1**g
たんぱく質 **3.6**g

- カロリー 86kcal
- 脂質 0.1g
- 塩分 0.3g

かんぱちのにぎり
白米ごはん 45g、かんぱち 25g

糖質 **16.1**g
たんぱく質 **5.1**g

- カロリー 100kcal
- 脂質 0.9g
- 塩分 0.3g

サーモンのにぎり
白米ごはん 45g、サーモン 20g

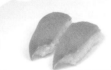

糖質 **16.1**g
たんぱく質 **4.3**g

- カロリー 115kcal
- 脂質 3.0g
- 塩分 0.2g

たいのにぎり
白米ごはん 45g、たい 20g

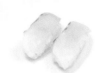

糖質 **16.1**g
たんぱく質 **4.5**g

- カロリー 103kcal
- 脂質 1.6g
- 塩分 0.2g

ねぎトロ軍艦
白米ごはん 45g、まぐろ 20g

糖質 **16.1**g
たんぱく質 **4.8**g

- カロリー 116kcal
- 脂質 2.8g
- 塩分 0.2g

まぐろのにぎり
白米ごはん 45g、まぐろ 20g

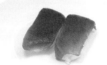

糖質 **16.1**g
たんぱく質 **5.3**g

- カロリー 94kcal
- 脂質 0.2g
- 塩分 0.2g

あじのにぎり
白米ごはん 45g、あじ 20g

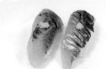

糖質 **16.2**g
たんぱく質 **4.2**g

- カロリー 93kcal
- 脂質 0.7g
- 塩分 0.3g

いくらの軍艦
白米ごはん 45g、いくら 20g

糖質 **16.2**g
たんぱく質 **6.8**g

- カロリー 123kcal
- 脂質 2.4g
- 塩分 0.7g

えびのにぎり
白米ごはん 45g、えび 20g

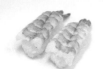

糖質 **16.2**g
たんぱく質 **4.2**g

- カロリー 88kcal
- 脂質 0.1g
- 塩分 0.3g

かずのこのにぎり
白米ごはん 45g、かずのこ 20g

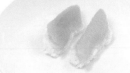

糖質 **16.2**g
たんぱく質 **4.1**g

- カロリー 87kcal
- 脂質 0.4g
- 塩分 0.4g

ツナサラダ軍艦
白米ごはん 45g、ツナ 20g

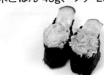

糖質	たんぱく質
16.3g	4.1g

・カロリー	・脂質	・塩分
157kcal	7.7g	0.5g

手巻きずし
白米ごはん 40g、さけ 20g

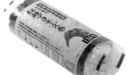

糖質	たんぱく質
15.7g	6.7g

・カロリー	・脂質	・塩分
141kcal	4.8g	0.6g

あなごのにぎり
白米ごはん 45g、あなご 20g

糖質	たんぱく質
16.7g	3.8g

・カロリー	・脂質	・塩分
109kcal	2.2g	0.5g

ほたてのにぎり
白米ごはん 45g、貝柱 20g

糖質	たんぱく質
16.7g	3.3g

・カロリー	・脂質	・塩分
88kcal	0.1g	0.3g

納豆の軍艦
白米ごはん 45g、納豆 20g

糖質	たんぱく質
17.2g	3.9g

・カロリー	・脂質	・塩分
110kcal	2.0g	0.2g

カッパ巻き
白米ごはん 50g、きゅうり 20g

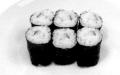

糖質	たんぱく質
19.1g	1.5g

・カロリー	・脂質	・塩分
88kcal	0.1g	0.3g

うにの軍艦
白米ごはん 45g、うに 20g

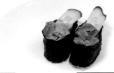

糖質	たんぱく質
19.3g	4.7g

・カロリー	・脂質	・塩分
107kcal	0.8g	1.9g

玉子のにぎり
白米ごはん 45g、卵焼き 60g

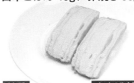

糖質	たんぱく質
19.9g	6.5g

・カロリー	・脂質	・塩分
159kcal	4.9g	0.9g

サラダ巻き
白米ごはん 70g、卵 15g

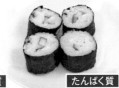

糖質	たんぱく質
28.8g	3.5g

・カロリー	・脂質	・塩分
189kcal	5.4g	0.8g

並にぎり
白米ごはん 160g

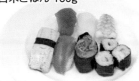

糖質	たんぱく質
60.3g	15.6g

・カロリー	・脂質	・塩分
365kcal	4.4g	1.2g

上にぎり
白米ごはん 195g

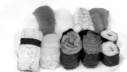

糖質	たんぱく質
73.5g	20.4g

・カロリー	・脂質	・塩分
456kcal	5.7g	1.7g

巻きずし
白米ごはん 300g

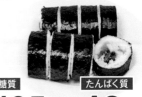

糖質	たんぱく質
125.0g	13.4g

・カロリー	・脂質	・塩分
631kcal	4.7g	2.7g

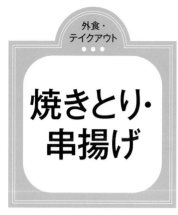

外食・
テイクアウト

焼きとり・串揚げ

手羽先串
とり手羽肉 70g

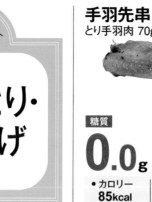

糖質	たんぱく質
0.0g	7.4g

・カロリー	・脂質	・塩分
85kcal	6.2g	0.5g

豚ばら串
豚ばら肉 40g

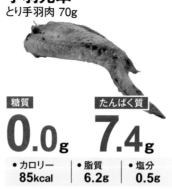

糖質	たんぱく質
0.0g	5.1g

・カロリー	・脂質	・塩分
146kcal	14.0g	0.3g

牛串焼き
牛かたロース肉 40g

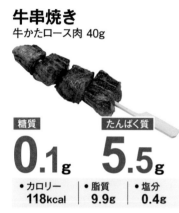

糖質	たんぱく質
0.1g	5.5g

・カロリー	・脂質	・塩分
118kcal	9.9g	0.4g

なんこつ串
とりなんこつ 30g

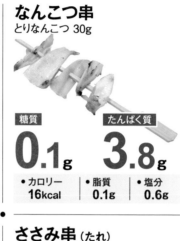

糖質	たんぱく質
0.1g	3.8g

・カロリー	・脂質	・塩分
16kcal	0.1g	0.6g

豚アスパラ串
豚ばら肉 40g

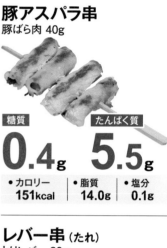

糖質	たんぱく質
0.4g	5.5g

・カロリー	・脂質	・塩分
151kcal	14.0g	0.1g

とり皮串 （たれ）
とり皮 30g

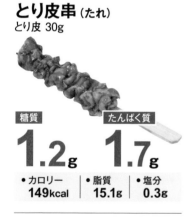

糖質	たんぱく質
1.2g	1.7g

・カロリー	・脂質	・塩分
149kcal	15.1g	0.3g

ささみ串 （たれ）
ささみ 35g

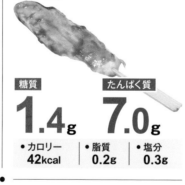

糖質	たんぱく質
1.4g	7.0g

・カロリー	・脂質	・塩分
42kcal	0.2g	0.3g

レバー串 （たれ）
とりレバー 30g

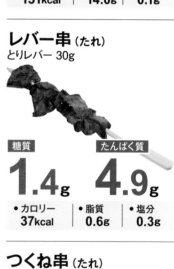

糖質	たんぱく質
1.4g	4.9g

・カロリー	・脂質	・塩分
37kcal	0.6g	0.3g

とりもも串 （たれ）
とりもも肉 35g

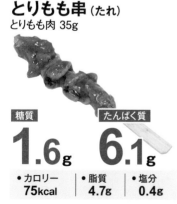

糖質	たんぱく質
1.6g	6.1g

・カロリー	・脂質	・塩分
75kcal	4.7g	0.4g

ねぎま串 （たれ）
とりもも肉 25g

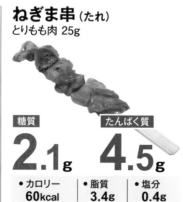

糖質	たんぱく質
2.1g	4.5g

・カロリー	・脂質	・塩分
60kcal	3.4g	0.4g

つくね串 （たれ）
とりひき肉 40g

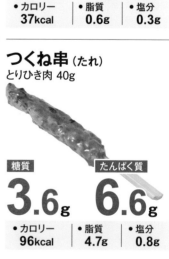

糖質	たんぱく質
3.6g	6.6g

・カロリー	・脂質	・塩分
96kcal	4.7g	0.8g

もちベーコン串
ベーコン 20g、もち 10g

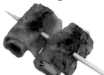

糖質	たんぱく質
5.0g	**2.6**g

●カロリー	●脂質	●塩分
102kcal	7.7g	0.7g

とりつくねの照り焼き
とりひき肉 100g

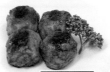

糖質	たんぱく質
11.6g	**17.6**g

●カロリー	●脂質	●塩分
338kcal	20.8g	2.5g

うずら卵の串揚げ
うずら卵 30g

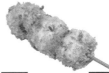

糖質	たんぱく質
1.9g	**3.9**g

●カロリー	●脂質	●塩分
106kcal	8.6g	0.1g

アスパラ肉巻きの串揚げ
牛かた肉 15g、アスパラガス 10g

糖質	たんぱく質
2.2g	**3.7**g

●カロリー	●脂質	●塩分
94kcal	7.7g	0.1g

ささみの串揚げ
ささみ 20g

糖質	たんぱく質
2.3g	**4.5**g

●カロリー	●脂質	●塩分
58kcal	3.0g	0.2g

ウインナーの串揚げ
ウインナー 20g

糖質	たんぱく質
2.5g	**2.6**g

●カロリー	●脂質	●塩分
108kcal	9.6g	0.4g

アスパラベーコンの串揚げ
ベーコン 15g

糖質	たんぱく質
2.6g	**2.6**g

●カロリー	●脂質	●塩分
122kcal	10.8g	0.4g

ピーマン肉詰めの串揚げ
合いびき肉 12g、ピーマン 10g

糖質	たんぱく質
3.4g	**2.7**g

●カロリー	●脂質	●塩分
99kcal	7.9g	0.2g

豚肉の串揚げ
豚ヒレ肉 30g

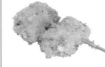

糖質	たんぱく質
3.4g	**6.4**g

●カロリー	●脂質	●塩分
93kcal	5.3g	0.2g

牛肉の串揚げ
牛ヒレ肉 30g

糖質	たんぱく質
3.5g	**6.2**g

●カロリー	●脂質	●塩分
111kcal	7.3g	0.2g

串カツ
豚もも肉 70g

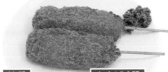

糖質	たんぱく質
9.0g	**13.8**g

●カロリー	●脂質	●塩分
343kcal	25.9g	0.7g

みそ串カツ
豚もも肉 70g

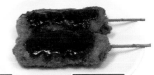

糖質	たんぱく質
22.7g	**15.8**g

●カロリー	●脂質	●塩分
424kcal	26.8g	3.0g

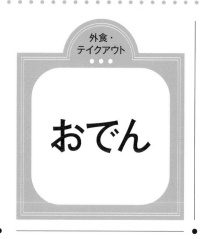

外食・
テイクアウト

おでん

おでん 牛すじ

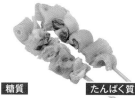

糖質 **0.7**g　たんぱく質 **11.6**g

● カロリー 65kcal　● 脂質 1.7g　● 塩分 0.4g

おでん こんにゃく

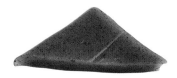

糖質 **1.1**g　たんぱく質 **0.2**g

● カロリー 9kcal　● 脂質 0.0g　● 塩分 0.5g

おでん たまご

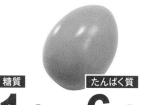

糖質 **1.1**g　たんぱく質 **6.2**g

● カロリー 81kcal　● 脂質 4.9g　● 塩分 0.7g

おでん だいこん

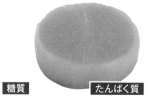

糖質 **4.5**g　たんぱく質 **0.7**g

● カロリー 26kcal　● 脂質 Tr　● 塩分 0.9g

おでん つくね

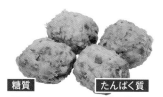

糖質 **5.5**g　たんぱく質 **13.2**g

● カロリー 182kcal　● 脂質 9.4g　● 塩分 1.8g

おでん ちくわ

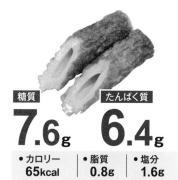

糖質 **7.6**g　たんぱく質 **6.4**g

● カロリー 65kcal　● 脂質 0.8g　● 塩分 1.6g

おでん つみれ

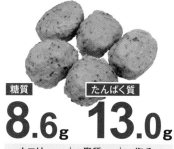

糖質 **8.6**g　たんぱく質 **13.0**g

● カロリー 119kcal　● 脂質 2.6g　● 塩分 3.3g

おでん さつま揚げ

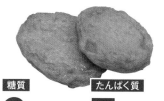

糖質 **9.4**g　たんぱく質 **7.9**g

● カロリー 88kcal　● 脂質 1.8g　● 塩分 1.9g

おでん もち入り巾着
もち 20g、油揚げ 15g

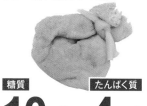

糖質 **10.9**g　たんぱく質 **4.4**g

● カロリー 107kcal　● 脂質 4.8g　● 塩分 0.5g

おでん ごぼう天

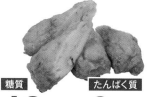

糖質 **12.3**g　たんぱく質 **9.6**g

● カロリー 111kcal　● 脂質 2.1g　● 塩分 2.6g

おでん はんぺん

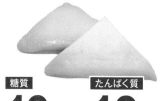

糖質 **13.2**g　たんぱく質 **10.5**g

● カロリー 104kcal　● 脂質 0.9g　● 塩分 2.7g

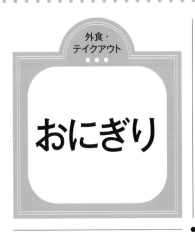

おにぎり

外食・
テイクアウト

おにぎり（とり五目）
白米ごはん 80g

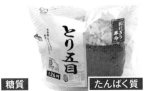

糖質 **27.6g**　たんぱく質 **4.0g**

- カロリー 139kcal
- 脂質 0.7g
- 塩分 0.4g

おにぎり（えびマヨ）
白米ごはん 100g

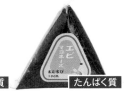

糖質 **35.7g**　たんぱく質 **4.0g**

- カロリー 190kcal
- 脂質 2.8g
- 塩分 0.3g

おにぎり（さけ）
白米ごはん 100g

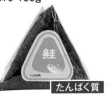

糖質 **35.7g**　たんぱく質 **5.2g**

- カロリー 179kcal
- 脂質 0.9g
- 塩分 0.4g

おにぎり（ツナマヨ）
白米ごはん 100g

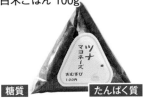

糖質 **35.7g**　たんぱく質 **3.8g**

- カロリー 202kcal
- 脂質 4.2g
- 塩分 0.4g

おにぎり（高菜）
白米ごはん 100g

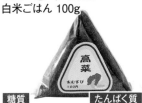

糖質 **35.9g**　たんぱく質 **2.5g**

- カロリー 162kcal
- 脂質 0.2g
- 塩分 0.6g

おにぎり（明太子）
白米ごはん 100g

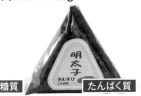

糖質 **35.9g**　たんぱく質 **2.3g**

- カロリー 171kcal
- 脂質 0.5g
- 塩分 0.8g

おにぎり（梅干し）
白米ごはん 100g

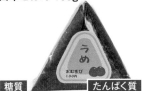

糖質 **36.2g**　たんぱく質 **2.4g**

- カロリー 162kcal
- 脂質 0.3g
- 塩分 2.0g

おにぎり（おかか）
白米ごはん 100g

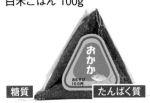

糖質 **36.6g**　たんぱく質 **2.3g**

- カロリー 166kcal
- 脂質 0.3g
- 塩分 0.4g

おにぎり（昆布）
白米ごはん 100g

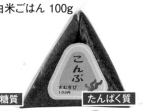

糖質 **37.8g**　たんぱく質 **2.7g**

- カロリー 171kcal
- 脂質 0.3g
- 塩分 0.8g

天むす
白米ごはん 100g

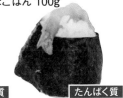

糖質 **37.9g**　たんぱく質 **5.8g**

- カロリー 208kcal
- 脂質 2.8g
- 塩分 0.3g

焼おにぎり
白米ごはん 100g

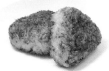

糖質 **39.1g**　たんぱく質 **2.7g**

- カロリー 166kcal
- 脂質 0.3g
- 塩分 1.0g

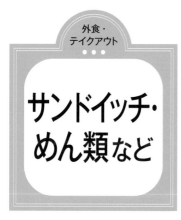

サンドイッチ・めん類など

外食・
テイクアウト

サンドイッチ（卵）
パン 40g

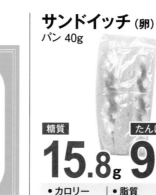

糖質 **15.8g** たんぱく質 **9.2g**

・カロリー	・脂質	・塩分
272kcal	18.0g	1.2g

サンドイッチ（ツナ）
パン 40g

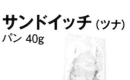

糖質 **15.8g** たんぱく質 **9.2g**

・カロリー	・脂質	・塩分
295kcal	20.2g	1.3g

サンドイッチ（チーズ）
パン 40g

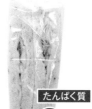

糖質 **16.5g** たんぱく質 **9.3g**

・カロリー	・脂質	・塩分
228kcal	13.0g	1.4g

サンドイッチ（ハム）
パン 40g

糖質 **16.7g** たんぱく質 **9.4g**

・カロリー	・脂質	・塩分
225kcal	11.9g	1.5g

サンドイッチ（ポテトサラダ）
パン 40g

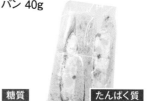

糖質 **19.9g** たんぱく質 **4.6g**

・カロリー	・脂質	・塩分
201kcal	9.7g	1.0g

ホットドッグ
コッペパン 60g、ウインナー 35g

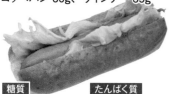

糖質 **29.6g** たんぱく質 **8.1g**

・カロリー	・脂質	・塩分
273kcal	13.0g	1.4g

カルボナーラ
スパゲッティ（ゆで）220g

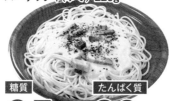

糖質 **65.7g** たんぱく質 **23.4g**

・カロリー	・脂質	・塩分
756kcal	41.7g	4.5g

たらこクリームパスタ
スパゲッティ（ゆで）220g

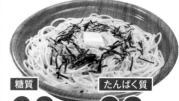

糖質 **68.3g** たんぱく質 **22.6g**

・カロリー	・脂質	・塩分
657kcal	30.4g	4.7g

ざるそば
そば（ゆで）170g

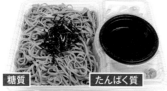

糖質 **38.9g** たんぱく質 **7.6g**

・カロリー	・脂質	・塩分
212kcal	1.0g	1.6g

冷やし中華
中華めん（ゆで）170g

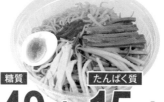

糖質 **49.4g** たんぱく質 **15.4g**

・カロリー	・脂質	・塩分
342kcal	6.9g	3.8g

そうめん
めん 200g

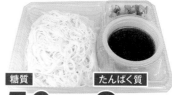

糖質 **56.0g** たんぱく質 **8.1g**

・カロリー	・脂質	・塩分
261kcal	0.8g	2.7g

カップラーメン
1個 80g

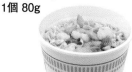

糖質	たんぱく質
38.8g	**6.6**g

・カロリー	・脂質	・塩分
334kcal	14.9g	5.0g

カップラーメン(ビッグサイズ)
1個 100g

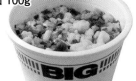

糖質	たんぱく質
48.5g	**8.3**g

・カロリー	・脂質	・塩分
417kcal	18.6g	6.3g

カップ焼きそば
1個 120g

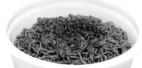

糖質	たんぱく質
62.2g	**8.3**g

・カロリー	・脂質	・塩分
481kcal	18.7g	4.6g

ツナサラダクレープ
ツナ 30g

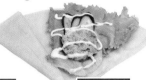

糖質	たんぱく質
21.1g	**9.8**g

・カロリー	・脂質	・塩分
325kcal	21.3g	0.6g

ブルーベリークレープ
ホイップクリーム 70g、ブルーベリージャム 20g

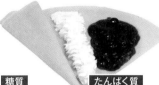

糖質	たんぱく質
37.4g	**8.8**g

・カロリー	・脂質	・塩分
482kcal	32.1g	0.5g

チョコバナナクレープ
ホイップクリーム 70g、バナナ 30g

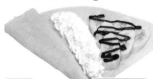

糖質	たんぱく質
41.1g	**9.5**g

・カロリー	・脂質	・塩分
530kcal	35.4g	0.6g

ピザまん
1個 100g

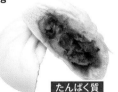

糖質	たんぱく質
24.8g	**6.3**g

・カロリー	・脂質	・塩分
197kcal	7.8g	1.3g

肉まん
1個 90g

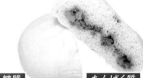

糖質	たんぱく質
36.2g	**7.7**g

・カロリー	・脂質	・塩分
218kcal	4.1g	1.1g

あんまん
1個 90g

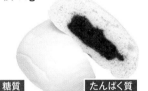

糖質	たんぱく質
43.9g	**5.0**g

・カロリー	・脂質	・塩分
246kcal	4.8g	Tr

フランクフルト
1本 50g、ソーセージ 50g

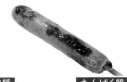

糖質	たんぱく質
3.1g	**5.5**g

・カロリー	・脂質	・塩分
156kcal	13.1g	0.9g

アメリカンドッグ
1本 80g、ウィンナー 30g

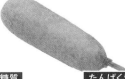

糖質	たんぱく質
22.4g	**5.5**g

・カロリー	・脂質	・塩分
275kcal	17.7g	0.8g

たこ焼き
10個 370g

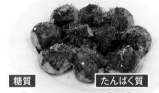

糖質	たんぱく質
45.4g	**16.3**g

・カロリー	・脂質	・塩分
350kcal	8.2g	2.1g

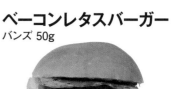

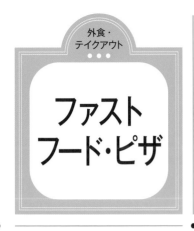

外食・
テイクアウト
● ● ●

ファスト
フード・ピザ

照り焼きバーガー
バンズ 50g

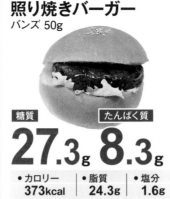

糖質	たんぱく質
27.3g	8.3g

●カロリー	●脂質	●塩分
373kcal	24.3g	1.6g

ベーコンレタスバーガー
バンズ 50g

糖質	たんぱく質
27.6g	9.3g

●カロリー	●脂質	●塩分
352kcal	21.5g	1.6g

フィッシュバーガー
バンズ 50g

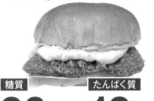

糖質	たんぱく質
28.0g	12.4g

●カロリー	●脂質	●塩分
329kcal	16.9g	1.3g

ハンバーガー
バンズ 50g

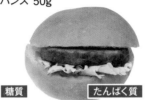

糖質	たんぱく質
29.9g	8.1g

●カロリー	●脂質	●塩分
255kcal	10.4g	1.4g

チーズバーガー
バンズ 50g

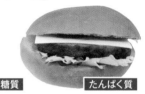

糖質	たんぱく質
30.1g	10.2g

●カロリー	●脂質	●塩分
286kcal	12.9g	1.7g

チキンバーガー
バンズ 50g

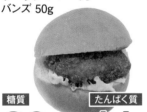

糖質	たんぱく質
29.9g	14.2g

●カロリー	●脂質	●塩分
382kcal	21.3g	1.6g

フライドポテト (M)

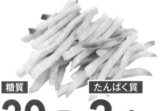

糖質	たんぱく質
39.5g	3.1g

●カロリー	●脂質	●塩分
309kcal	13.9g	0.7g

ライスバーガー
ごはん 200g

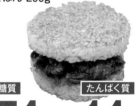

糖質	たんぱく質
74.7g	14.2g

●カロリー	●脂質	●塩分
508kcal	15.7g	0.9g

ピザ (魚介系)
ピザ生地 120g、えび 40g、いか 60g、チーズ 40g

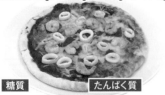

糖質	たんぱく質
61.1g	20.6g

●カロリー	●脂質	●塩分
515kcal	13.3g	3.2g

ピザ (肉系)
ピザ生地 120g、ウインナー 40g、チーズ 40g

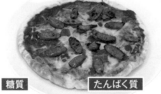

糖質	たんぱく質
62.1g	15.0g

●カロリー	●脂質	●塩分
587kcal	24.7g	4.0g

ピザ (野菜系)
ピザ生地 120g、アスパラガス 40g、コーン 15g、チーズ 40g

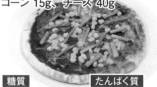

糖質	たんぱく質
63.9g	10.2g

●カロリー	●脂質	●塩分
474kcal	13.3g	2.9g

お弁当

チャーハン弁当
白米ごはん 200g、卵 50g

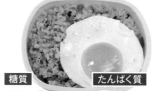

糖質	たんぱく質
74.4g	20.7g

・カロリー	・脂質	・塩分
626kcal	24.4g	3.6g

のり弁当
白米ごはん 250g、白身フライ 50g

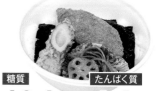

糖質	たんぱく質
104.8g	14.7g

・カロリー	・脂質	・塩分
649kcal	16.3g	1.2g

しょうが焼き弁当
白米ごはん 280g、豚ロース肉 90g

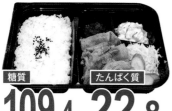

糖質	たんぱく質
109.4g	22.8g

・カロリー	・脂質	・塩分
763kcal	22.2g	2.3g

から揚げ弁当
白米ごはん 280g、とりもも肉 120g

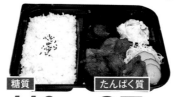

糖質	たんぱく質
110.4g	27.3g

・カロリー	・脂質	・塩分
763kcal	21.1g	1.5g

すき焼き弁当
白米ごはん 280g、牛リブロース肉 90g

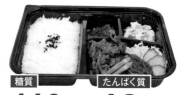

糖質	たんぱく質
110.7g	18.4g

・カロリー	・脂質	・塩分
888kcal	37.0g	1.8g

焼き肉弁当
白米ごはん 280g、牛リブロース肉 90g

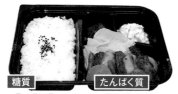

糖質	たんぱく質
111.5g	18.6g

・カロリー	・脂質	・塩分
909kcal	38.2g	2.1g

チキン南蛮弁当
白米ごはん 280g、とりもも肉 80g

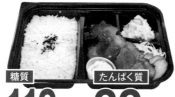

糖質	たんぱく質
112.6g	22.1g

・カロリー	・脂質	・塩分
853kcal	30.9g	2.6g

さけ弁当
白米ごはん 280g、さけ 50g

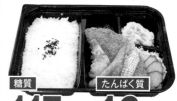

糖質	たんぱく質
117.4g	16.3g

・カロリー	・脂質	・塩分
787kcal	20.5g	2.1g

ハンバーグ弁当
白米ごはん 280g、ハンバーグ 80g

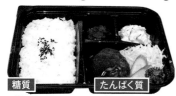

糖質	たんぱく質
119.6g	16.3g

・カロリー	・脂質	・塩分
688kcal	12.7g	3.1g

ロースカツ弁当
白米ごはん 280g、豚ロース肉 100g

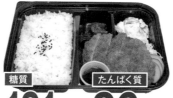

糖質	たんぱく質
121.9g	26.8g

・カロリー	・脂質	・塩分
963kcal	36.6g	2.6g

幕の内弁当
白米ごはん 280g、さば 30g

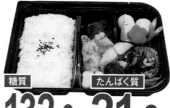

糖質	たんぱく質
132.3g	21.0g

・カロリー	・脂質	・塩分
807kcal	16.1g	4.6g

テイクアウトで
太らない選び方

● ● ●

コンビニやスーパーで食事を買うときは、上手に組み合わせれば糖質オフが可能です。無意識に好きなものを選んでしまいがちですが、自分の選び方のクセを意識して賢く選びましょう。

お弁当はおかずの 多いものを選ぶ

お弁当を買うときはおかずの種類が多い幕の内弁当などを選び、ごはんの量は少なめにしてもらうか、食べる量で調整をしましょう。から揚げ弁当やしょうが焼き弁当などのように、おかずが少ないお弁当を食べるときは栄養バランスを意識して、野菜のお惣菜を追加します。

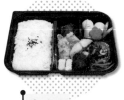
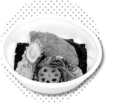

Choice!

お惣菜は薄味で シンプル調理のもの

ごはんのおかずには味の濃いお惣菜を選びたくなりますが、とろみがあるものや、甘辛いおかずは糖質が多めのことが多く、ダイエット向きではありません。ポテトサラダやマカロニサラダも糖質が多めです。シンプルなから揚げや焼き物、さっぱり味の副菜や具がたくさんのサラダ、卵や豆腐を使ったおかずがおすすめです。

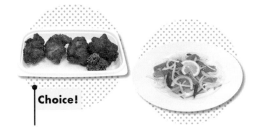

Choice!

おにぎりやパンには 必ずおかずをプラス

おにぎりやパンには、必ず野菜とたんぱく質のおかずをつけてバランスをとりましょう。野菜サラダにゆで卵を組み合わせる、などでもOK。おにぎりは五穀米や玄米、具は甘辛くないものがおすすめです。パンもライ麦や全粒粉を使ったもので甘くないものを選びましょう。パスタとパンを一緒にとるなど、糖質オーバーになる組み合わせには注意。

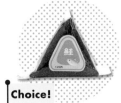
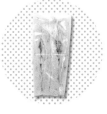

Choice!

コンビニの軽食も 糖質オフで選ぶ

軽食を買うことも多いコンビニでは、カロリーだけでなく、糖質を意識して選びましょう。レジの横にあるスナック類は、フランクフルトや焼きとり、衣の薄いから揚げならOKですが、アメリカンドッグは衣が厚いので糖質が多めです。おでんなら、大根やしらたき、卵などがおすすめ。

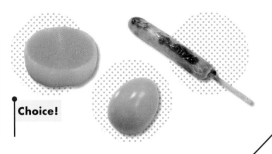

Choice!

Part 3

素 材

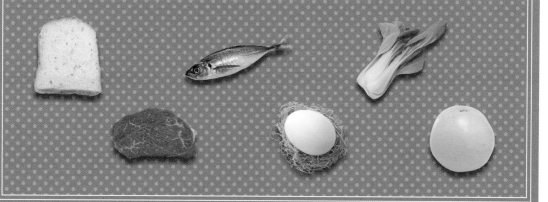

穀類

素材
・・・

パン粉 (生)
10g

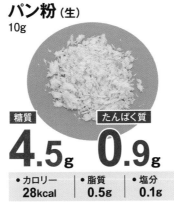

糖質	たんぱく質
4.5g	**0.9**g

・カロリー	・脂質	・塩分
28kcal	0.5g	0.1g

パン粉 (乾)
10g

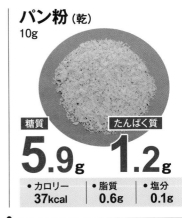

糖質	たんぱく質
5.9g	**1.2**g

・カロリー	・脂質	・塩分
37kcal	0.6g	0.1g

オートミール
10g

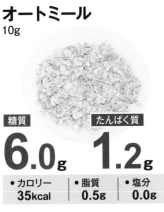

糖質	たんぱく質
6.0g	**1.2**g

・カロリー	・脂質	・塩分
35kcal	0.5g	0.0g

そば粉 (全層粉)
10g

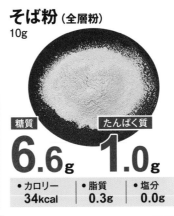

糖質	たんぱく質
6.6g	**1.0**g

・カロリー	・脂質	・塩分
34kcal	0.3g	0.0g

強力粉
15g

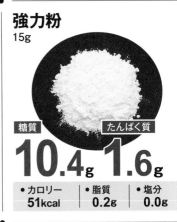

糖質	たんぱく質
10.4g	**1.6**g

・カロリー	・脂質	・塩分
51kcal	0.2g	0.0g

プレミックス粉 ホットケーキ用
15g

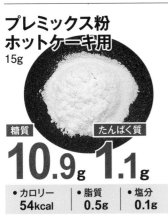

糖質	たんぱく質
10.9g	**1.1**g

・カロリー	・脂質	・塩分
54kcal	0.5g	0.1g

薄力粉
15g

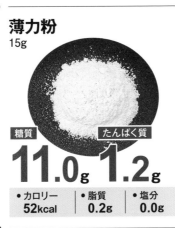

糖質	たんぱく質
11.0g	**1.2**g

・カロリー	・脂質	・塩分
52kcal	0.2g	0.0g

白玉粉
15g

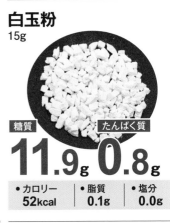

糖質	たんぱく質
11.9g	**0.8**g

・カロリー	・脂質	・塩分
52kcal	0.1g	0.0g

大麦 (精麦 押麦)
30g

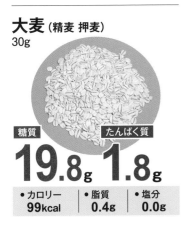

糖質	たんぱく質
19.8g	**1.8**g

・カロリー	・脂質	・塩分
99kcal	0.4g	0.0g

雑穀 (五穀)
30g

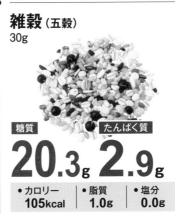

糖質	たんぱく質
20.3g	**2.9**g

・カロリー	・脂質	・塩分
105kcal	1.0g	0.0g

もち
1個 50g

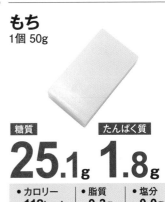

糖質	たんぱく質
25.1g	**1.8**g

・カロリー	・脂質	・塩分
112kcal	0.3g	0.0g

米粉パン
55g

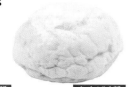

糖質	たんぱく質
28.2g	**1.6**g

●カロリー	●脂質	●塩分
138kcal	1.6g	0.5g

きりたんぽ
70g

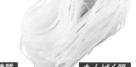

糖質	たんぱく質
32.0g	**2.0**g

●カロリー	●脂質	●塩分
140kcal	0.3g	0.0g

米粉めん
70g

糖質	たんぱく質
39.7g	**2.2**g

●カロリー	●脂質	●塩分
174kcal	0.4g	0.1g

もち米
155g

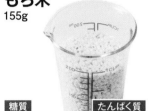

糖質	たんぱく質
118.9g	**9.0**g

●カロリー	●脂質	●塩分
532kcal	1.6g	0.0g

コーンフレーク
10g

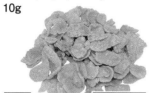

糖質	たんぱく質
8.2g	**0.7**g

●カロリー	●脂質	●塩分
38kcal	0.1g	0.2g

乾パン
5個 12g

糖質	たんぱく質
9.1g	**1.0**g

●カロリー	●脂質	●塩分
46kcal	0.5g	0.1g

ロールパン
1個 30g

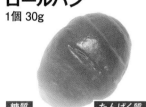

糖質	たんぱく質
14.0g	**2.5**g

●カロリー	●脂質	●塩分
93kcal	2.5g	0.4g

ぶどうパン
1個 30g

糖質	たんぱく質
14.6g	**2.2**g

●カロリー	●脂質	●塩分
79kcal	1.0g	0.3g

クロワッサン
1個 45g

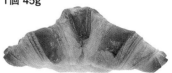

糖質	たんぱく質
19.0g	**3.2**g

●カロリー	●脂質	●塩分
197kcal	11.4g	0.5g

食パン（6枚切り）
1枚 60g

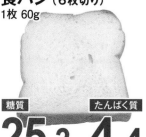

糖質	たんぱく質
25.3g	**4.4**g

●カロリー	●脂質	●塩分
149kcal	2.2g	0.7g

イングリッシュマフィン
1個 65g

糖質	たんぱく質
25.7g	**4.8**g

●カロリー	●脂質	●塩分
146kcal	2.1g	0.8g

ライ麦パン（6枚切り）
1枚 60g

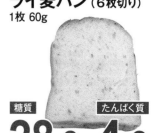

糖質	たんぱく質
28.2g	**4.0**g

●カロリー	●脂質	●塩分
151kcal	1.2g	0.7g

フランスパン
2切れ 60g

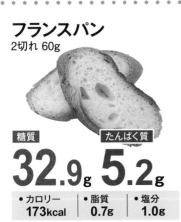

糖質	たんぱく質
32.9g	5.2g

•カロリー	•脂質	•塩分
173kcal	0.7g	1.0g

ナン
1枚 90g

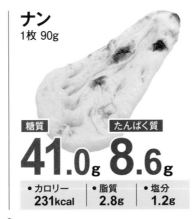

糖質	たんぱく質
41.0g	8.6g

•カロリー	•脂質	•塩分
231kcal	2.8g	1.2g

ベーグル
1個 90g

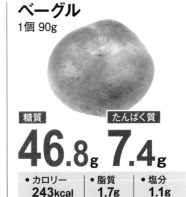

糖質	たんぱく質
46.8g	7.4g

•カロリー	•脂質	•塩分
243kcal	1.7g	1.1g

ピザクラスト
1枚 100g

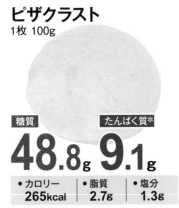

糖質	たんぱく質*
48.8g	9.1g

•カロリー	•脂質	•塩分
265kcal	2.7g	1.3g

そば（ゆで）
1玉 230g

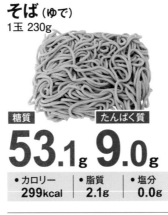

糖質	たんぱく質
53.1g	9.0g

•カロリー	•脂質	•塩分
299kcal	2.1g	0.0g

干しそば（乾）
1束 100g

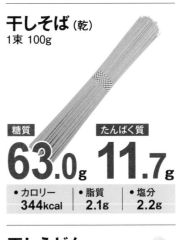

糖質	たんぱく質
63.0g	11.7g

•カロリー	•脂質	•塩分
344kcal	2.1g	2.2g

うどん（ゆで）
1玉 250g

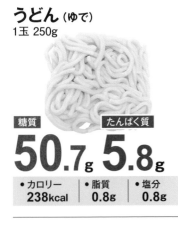

糖質	たんぱく質
50.7g	5.8g

•カロリー	•脂質	•塩分
238kcal	0.8g	0.8g

干しうどん（ゆで）
1人前 240g

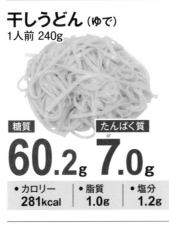

糖質	たんぱく質
60.2g	7.0g

•カロリー	•脂質	•塩分
281kcal	1.0g	1.2g

干しうどん（乾）
1束2食分 180g

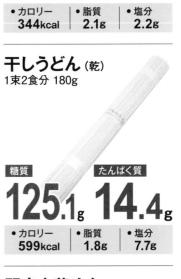

糖質	たんぱく質
125.1g	14.4g

•カロリー	•脂質	•塩分
599kcal	1.8g	7.7g

中華めん（蒸し）
1玉 150g

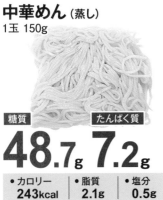

糖質	たんぱく質
48.7g	7.2g

•カロリー	•脂質	•塩分
243kcal	2.1g	0.5g

中華めん（生）
1束 100g

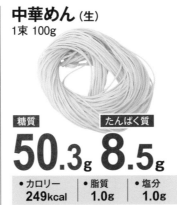

糖質	たんぱく質
50.3g	8.5g

•カロリー	•脂質	•塩分
249kcal	1.0g	1.0g

即席中華めん
85g

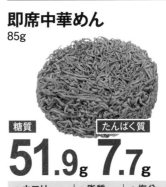

糖質	たんぱく質
51.9g	7.7g

•カロリー	•脂質	•塩分
360kcal	13.9g	5.4g

素材
…穀類

スパゲティ（生）
130g

糖質 **59.0**g　**たんぱく質** **9.8**g

・カロリー	・脂質	・塩分
302kcal	2.2g	1.6g

スパゲティ（ゆで）
220g

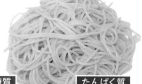

糖質 **64.2**g　**たんぱく質** **11.7**g

・カロリー	・脂質	・塩分
330kcal	1.5g	2.6g

スパゲティ（乾）
1束 100g

糖質 **67.7**g　**たんぱく質** **12.0**g

・カロリー	・脂質	・塩分
347kcal	1.5g	0.0g

手延そうめん（乾）
1束 50g

糖質 **33.6**g　**たんぱく質** **4.3**g

・カロリー	・脂質	・塩分
156kcal	0.7g	2.9g

手延そうめん（ゆで）
1束分 145g

糖質 **35.5**g　**たんぱく質** **4.6**g

・カロリー	・脂質	・塩分
173kcal	0.9g	0.4g

ビーフン
75g

糖質 **59.2**g　**たんぱく質** **4.3**g

・カロリー	・脂質	・塩分
270kcal	1.1g	0.0g

沖縄そば（生）
1玉 120g

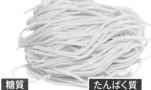

糖質 **62.5**g　**たんぱく質** **10.9**g

・カロリー	・脂質	・塩分
319kcal	2.0g	2.5g

そうめん（乾）
1束2人分 180g

糖質 **126.4**g　**たんぱく質** **15.8**g

・カロリー	・脂質	・塩分
599kcal	1.8g	6.8g

焼きふ
5g

糖質 **2.6**g　**たんぱく質** **1.3**g

・カロリー	・脂質	・塩分
18kcal	0.1g	0.0g

生ふ
30g

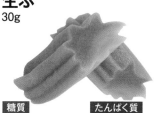

糖質 **7.8**g　**たんぱく質** **3.5**g

・カロリー	・脂質	・塩分
48kcal	0.2g	0.0g

ギョーザの皮
5枚 25g

糖質 **13.7**g　**たんぱく質** **2.1**g

・カロリー	・脂質	・塩分
69kcal	0.3g	0.0g

しゅうまいの皮
7枚 25g

糖質 **14.1**g　**たんぱく質** **1.9**g

・カロリー	・脂質	・塩分
69kcal	0.3g	0.0g

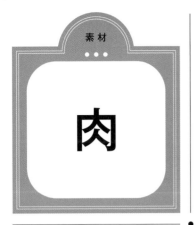

素材

肉

素材

……
肉

牛肩ロース肉
1枚 170g

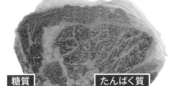

糖質	たんぱく質
0.3g	23.3g

●カロリー	●脂質	●塩分
502kcal	42.0g	0.2g

牛ばら肉
3枚 95g

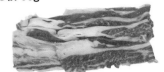

糖質	たんぱく質
0.3g	10.5g

●カロリー	●脂質	●塩分
362kcal	35.4g	0.1g

牛リブロース肉
1枚 180g

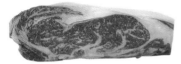

糖質	たんぱく質
0.4g	22.5g

●カロリー	●脂質	●塩分
684kcal	63.0g	0.2g

牛肩肉
1枚 170g

糖質	たんぱく質*
0.5g	29.1g

●カロリー	●脂質	●塩分
393kcal	30.6g	0.3g

牛サーロイン肉
1枚 170g

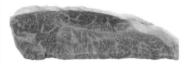

糖質	たんぱく質
0.7g	23.8g

●カロリー	●脂質	●塩分
532kcal	45.4g	0.2g

牛もも肉
1枚 180g

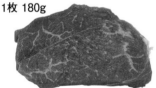

糖質	たんぱく質
0.7g	30.8g

●カロリー	●脂質	●塩分
304kcal	16.6g	0.2g

牛ランプ肉
1枚 185g

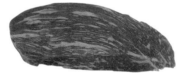

糖質	たんぱく質
0.7g	25.9g

●カロリー	●脂質	●塩分
542kcal	45.0g	0.2g

牛モツ
1個 小腸 30g

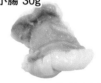

糖質	たんぱく質
0.0g	2.3g

●カロリー	●脂質	●塩分
80kcal	7.4g	0.1g

牛レバー
1切れ 30g

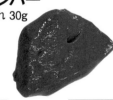

糖質	たんぱく質
1.1g	5.2g

●カロリー	●脂質	●塩分
36kcal	0.6g	0.0g

とり皮
1枚 20g

糖質	たんぱく質
0.0g	1.4g

●カロリー	●脂質	●塩分
93kcal	9.3g	0.0g

とり手羽肉
骨付き1本 60g

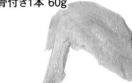

糖質	たんぱく質
0.0g	6.4g

●カロリー	●脂質	●塩分
74kcal	5.3g	0.1g

とりもも肉
1枚 210g

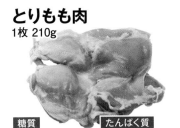

糖質 **0.0**g　たんばく質 **34.2**g

●カロリー	●脂質	●塩分
237kcal	9.0g	0.4g

ささみ
1切れ 50g

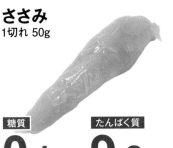

糖質 **0.1**g　たんばく質 **9.8**g

●カロリー	●脂質	●塩分
49kcal	0.3g	0.1g

とり胸肉
1枚 190g

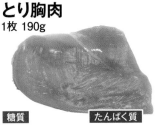

糖質 **0.2**g　たんばく質 **36.5**g

●カロリー	●脂質	●塩分
200kcal	3.0g	0.2g

とりレバー
1個 40g

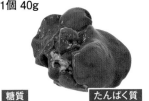

糖質 **0.2**g　たんばく質 **6.4**g

●カロリー	●脂質	●塩分
40kcal	0.8g	0.1g

豚肩ロース肉
1枚 120g

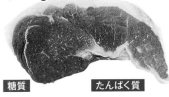

糖質 **0.1**g　たんばく質 **17.6**g

●カロリー	●脂質	●塩分
284kcal	22.1g	0.1g

豚ばら肉
2枚 50g

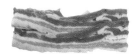

糖質 **0.1**g　たんばく質 **6.4**g

●カロリー	●脂質	●塩分
183kcal	17.4g	0.1g

豚肩肉
1枚 110g

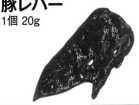

糖質 **0.2**g　たんばく質* **20.4**g

●カロリー	●脂質	●塩分
221kcal	15.4g	0.1g

豚ロース肉
1枚 100g

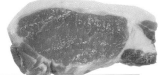

糖質 **0.2**g　たんばく質 **17.2**g

●カロリー	●脂質	●塩分
248kcal	18.5g	0.1g

豚ヒレ肉 （赤肉）
4切れ 150g

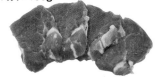

糖質 **0.5**g　たんばく質 **27.8**g

●カロリー	●脂質	●塩分
177kcal	5.0g	0.1g

豚レバー
1個 20g

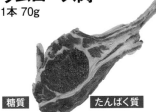

糖質 **0.5**g　たんばく質 **3.5**g

●カロリー	●脂質	●塩分
23kcal	0.4g	0.0g

ラムロース肉
1本 70g

糖質 **0.1**g　たんばく質 **9.5**g

●カロリー	●脂質	●塩分
201kcal	16.2g	0.1g

くじら （赤肉）
4切れ 100g

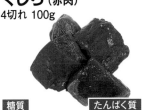

糖質 **0.2**g　たんばく質 **19.9**g

●カロリー	●脂質	●塩分
100kcal	0.3g	0.2g

素材

…肉

とりひき肉
1食分 60g

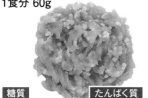

糖質	たんぱく質
0.0g	**8.8**g

・カロリー	・脂質	・塩分
103kcal	6.6g	0.1g

豚ひき肉
1食分 60g

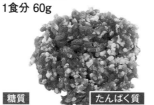

糖質	たんぱく質
0.1g	**9.5**g

・カロリー	・脂質	・塩分
125kcal	9.7g	0.1g

牛ひき肉
1食分 60g

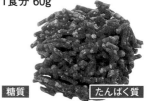

糖質	たんぱく質
0.2g	**8.6**g

・カロリー	・脂質	・塩分
151kcal	11.9g	0.1g

ベーコン
1枚 20g

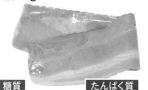

糖質	たんぱく質
0.1g	**2.2**g

・カロリー	・脂質	・塩分
80kcal	7.6g	0.4g

ボンレスハム
1枚 10g

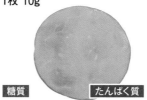

糖質	たんぱく質
0.2g	**1.6**g

・カロリー	・脂質	・塩分
12kcal	0.3g	0.3g

ロースハム
1枚 20g

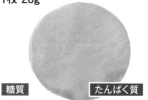

糖質	たんぱく質
0.4g	**3.2**g

・カロリー	・脂質	・塩分
42kcal	2.7g	0.5g

ドライソーセージ
5枚 15g

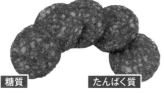

糖質	たんぱく質
0.4g	**3.5**g

・カロリー	・脂質	・塩分
70kcal	6.0g	0.7g

ウインナーソーセージ
1本 12g

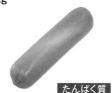

糖質	たんぱく質
0.4g	**1.3**g

・カロリー	・脂質	・塩分
38kcal	3.5g	0.2g

ビーフジャーキー
1枚 5g

糖質	たんぱく質
0.3g	**2.4**g

・カロリー	・脂質	・塩分
15kcal	0.3g	0.2g

ローストビーフ
40g

糖質	たんぱく質
0.4g	**7.6**g

・カロリー	・脂質	・塩分
76kcal	4.3g	0.3g

焼き豚
2枚 20g

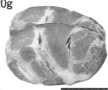

糖質	たんぱく質
1.0g	**3.3**g

・カロリー	・脂質	・塩分
33kcal	1.4g	0.5g

コンビーフ
1缶 100g

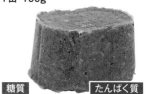

糖質	たんぱく質
1.7g	**18.1**g

・カロリー	・脂質	・塩分
191kcal	12.6g	1.8g

素材

魚介

かんぱち
1切れ 25g

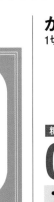

糖質	たんぱく質
0.0g	4.3g

● カロリー	● 脂質	● 塩分
30kcal	0.9g	0.1g

きす
1尾 55g

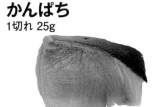

糖質	たんぱく質
0.0g	4.0g

● カロリー	● 脂質	● 塩分
18kcal	0.0g	0.1g

わかさぎ
1尾 10g

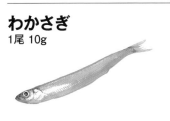

糖質	たんぱく質
0.0g	1.2g

● カロリー	● 脂質	● 塩分
7kcal	0.1g	0.1g

たちうお
1切れ 80g

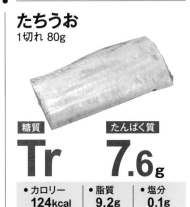

糖質	たんぱく質
Tr	7.6g

● カロリー	● 脂質	● 塩分
124kcal	9.2g	0.1g

あじ
まあじ1尾 155g

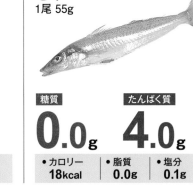
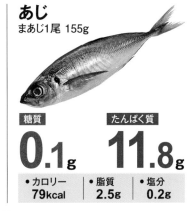

糖質	たんぱく質
0.1g	11.8g

● カロリー	● 脂質	● 塩分
79kcal	2.5g	0.2g

いわし
まいわし1尾 120g

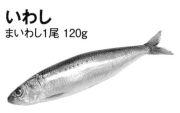

糖質	たんぱく質
0.1g	7.9g

● カロリー	● 脂質	● 塩分
75kcal	3.5g	0.1g

かます
1尾 150g

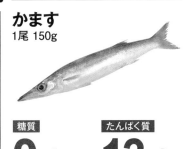

糖質	たんぱく質
0.1g	13.9g

● カロリー	● 脂質	● 塩分
123kcal	5.8g	0.3g

きんめだい
1切れ 80g

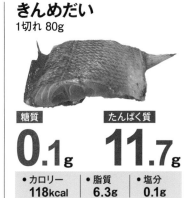

糖質	たんぱく質
0.1g	11.7g

● カロリー	● 脂質	● 塩分
118kcal	6.3g	0.1g

さけ
べにざけ1切れ 65g

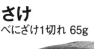
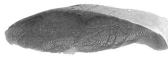

糖質	たんぱく質
0.1g	12.1g

● カロリー	● 脂質	● 塩分
83kcal	2.4g	0.1g

さわら
1切れ 80g

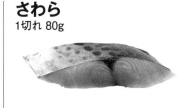

糖質	たんぱく質
0.1g	14.4g

● カロリー	● 脂質	● 塩分
129kcal	6.7g	0.2g

さんま
1尾 150g

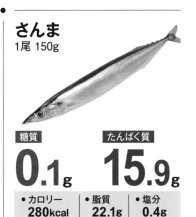

糖質	たんぱく質
0.1g	15.9g

● カロリー	● 脂質	● 塩分
280kcal	22.1g	0.4g

たい
まだい1切れ 80g

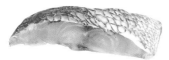

糖質	たんぱく質
0.1g	14.2g

●カロリー	●脂質	●塩分
103kcal	3.7g	0.1g

たら
まだら1切れ 100g

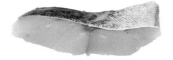

糖質	たんぱく質
0.1g	14.2g

●カロリー	●脂質	●塩分
72kcal	0.1g	0.3g

まぐろ（赤身）
くろまぐろ　4枚 70g

糖質	たんぱく質
0.1g	15.6g

●カロリー	●脂質	●塩分
81kcal	0.6g	0.1g

まぐろ（脂身）
くろまぐろ　4枚 70g

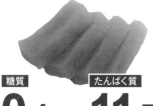

糖質	たんぱく質
0.1g	11.7g

●カロリー	●脂質	●塩分
216kcal	16.4g	0.1g

あゆ
1尾 80g

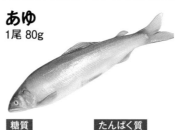

糖質	たんぱく質
0.2g	5.8g

●カロリー	●脂質	●塩分
55kcal	2.6g	0.0g

さば
1切れ 70g

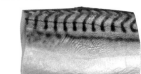

糖質	たんぱく質
0.2g	12.5g

●カロリー	●脂質	●塩分
148kcal	9.0g	0.2g

ぶり
1切れ 70g

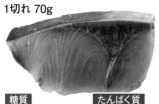

糖質	たんぱく質
0.2g	13.0g

●カロリー	●脂質	●塩分
155kcal	9.2g	0.1g

かれい
1尾 540g

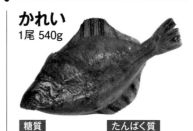

糖質	たんぱく質
0.3g	48.1g

●カロリー	●脂質	●塩分
240kcal	2.7g	0.8g

はまち
1切れ 110g

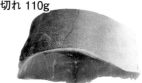

糖質	たんぱく質
0.3g	19.6g

●カロリー	●脂質	●塩分
239kcal	14.7g	0.1g

かつお（秋獲り）
1さく 400g

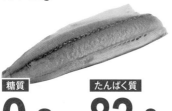

糖質	たんぱく質
0.8g	82.0g

●カロリー	●脂質	●塩分
600kcal	19.6g	0.4g

あまえび
3尾 30g

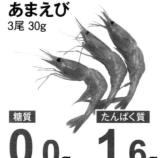

糖質	たんぱく質
0.0g	1.6g

●カロリー	●脂質	●塩分
9kcal	0.1g	0.1g

いか
するめいか1杯 200g

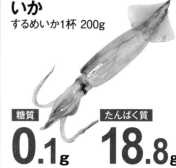

糖質	たんぱく質
0.1g	18.8g

●カロリー	●脂質	●塩分
106kcal	0.4g	0.7g

いくら
30g

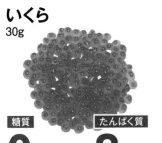

糖質	たんぱく質
0.1g	8.6g

・カロリー	・脂質	・塩分
76kcal	3.5g	0.7g

えび
ブラックタイガー 24g

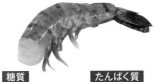

糖質	たんぱく質
0.1g	3.1g

・カロリー	・脂質	・塩分
16kcal	0.0g	0.1g

さざえ
1個 45g

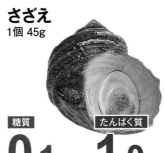

糖質	たんぱく質
0.1g	1.0g

・カロリー	・脂質	・塩分
6kcal	0.0g	0.0g

たこ （ゆで）
まだこ 85g

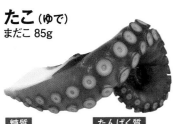

糖質	たんぱく質
0.1g	12.8g

・カロリー	・脂質	・塩分
77kcal	0.2g	0.5g

ほたるいか （ゆで）
25g

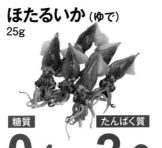

糖質	たんぱく質
0.1g	2.9g

・カロリー	・脂質	・塩分
23kcal	0.4g	0.1g

あさり
100g

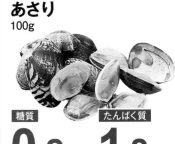

糖質	たんぱく質
0.2g	1.8g

・カロリー	・脂質	・塩分
11kcal	0.0g	0.9g

しじみ
20g

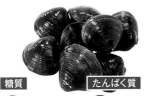

糖質	たんぱく質
0.2g	0.3g

・カロリー	・脂質	・塩分
3kcal	0.0g	0.0g

たらこ
1/2腹（1本）50g

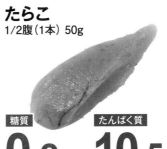

糖質	たんぱく質
0.2g	10.5g

・カロリー	・脂質	・塩分
66kcal	1.5g	2.3g

うに
20g

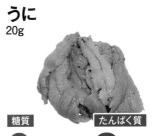

糖質	たんぱく質
0.7g	2.3g

・カロリー	・脂質	・塩分
22kcal	0.5g	0.1g

はまぐり
3個 100g

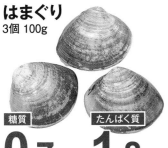

糖質	たんぱく質
0.7g	1.8g

・カロリー	・脂質	・塩分
14kcal	0.1g	0.8g

すじこ
90g

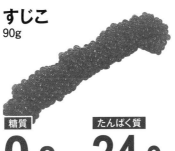

糖質	たんぱく質
0.8g	24.3g

・カロリー	・脂質	・塩分
237kcal	12.2g	4.3g

かき
1個 20g

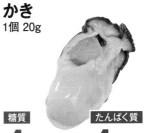

糖質	たんぱく質
1.0g	1.0g

・カロリー	・脂質	・塩分
12kcal	0.3g	0.2g

素 材

… 魚 介

ほたてがい（貝柱）
1個 200g

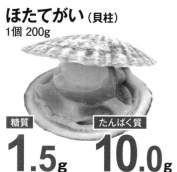

糖質	たんぱく質
1.5g	**10.0**g

・カロリー	・脂質	・塩分
66kcal	0.4g	0.8g

あわび
1個 120g

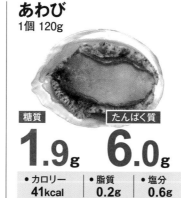

糖質	たんぱく質
1.9g	**6.0**g

・カロリー	・脂質	・塩分
41kcal	0.2g	0.6g

かに（ゆで）
たらばがに1杯 1790g

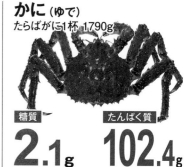

糖質	たんぱく質
2.1g	**102.4**g

・カロリー	・脂質	・塩分
551kcal	5.7g	5.7g

削り節
3g

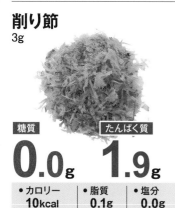

糖質	たんぱく質
0.0g	**1.9**g

・カロリー	・脂質	・塩分
10kcal	0.1g	0.0g

さくらえび（素干し）
5g

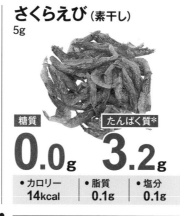

糖質	たんぱく質*
0.0g	**3.2**g

・カロリー	・脂質	・塩分
14kcal	0.1g	0.1g

ししゃも（生干し）
1尾 17g

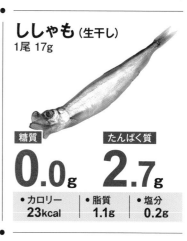

糖質	たんぱく質
0.0g	**2.7**g

・カロリー	・脂質	・塩分
23kcal	1.1g	0.2g

しらす干し（微乾燥）
15g

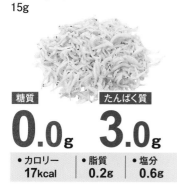

糖質	たんぱく質
0.0g	**3.0**g

・カロリー	・脂質	・塩分
17kcal	0.2g	0.6g

あじ（開き干し）
まあじ1尾 90g

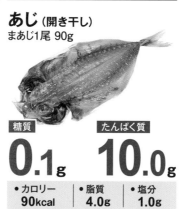

糖質	たんぱく質
0.1g	**10.0**g

・カロリー	・脂質	・塩分
90kcal	4.0g	1.0g

かずのこ（塩蔵 水戻し）
1本 20g

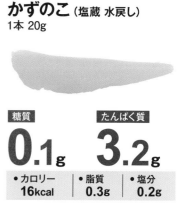

糖質	たんぱく質
0.1g	**3.2**g

・カロリー	・脂質	・塩分
16kcal	0.3g	0.2g

さんま（開き干し）
1尾 100g

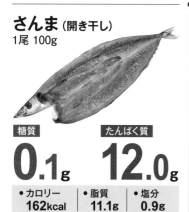

糖質	たんぱく質
0.1g	**12.0**g

・カロリー	・脂質	・塩分
162kcal	11.1g	0.9g

身欠きにしん
35g

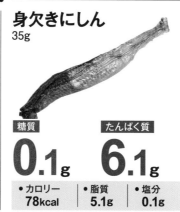

糖質	たんぱく質
0.1g	**6.1**g

・カロリー	・脂質	・塩分
78kcal	5.1g	0.1g

めざし
1尾 18g

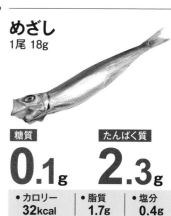

糖質	たんぱく質
0.1g	**2.3**g

・カロリー	・脂質	・塩分
32kcal	1.7g	0.4g

ほっけ（開き干し）
1尾 250g

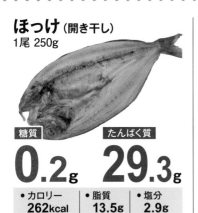

糖質	たんぱく質
0.2g	**29.3**g

・カロリー	・脂質	・塩分
262kcal	13.5g	2.9g

うなぎ（白焼き）
1尾 330g

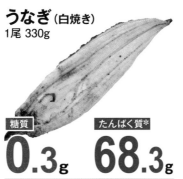
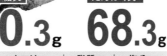

糖質	たんぱく質*
0.3g	**68.3**g

・カロリー	・脂質	・塩分
947kcal	74.6g	1.0g

しめさば
30g

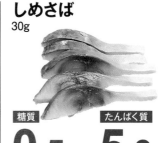

糖質	たんぱく質
0.5g	**5.3**g

・カロリー	・脂質	・塩分
88kcal	6.2g	0.5g

なると
2枚 7g

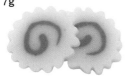

糖質	たんぱく質*
0.8g	**0.5**g

・カロリー	・脂質	・塩分
6kcal	0.0g	0.1g

かに風味かまぼこ
1本 10g

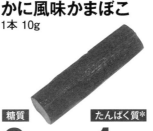

糖質	たんぱく質*
0.9g	**1.2**g

・カロリー	・脂質	・塩分
9kcal	0.0g	0.2g

いか塩辛
15g

糖質	たんぱく質*
1.0g	**2.3**g

・カロリー	・脂質	・塩分
17kcal	0.4g	1.0g

かまぼこ
2枚 10g

糖質	たんぱく質
1.0g	**1.1**g

・カロリー	・脂質	・塩分
9kcal	0.1g	0.3g

からしめんたいこ
1/2腹（1本）35g

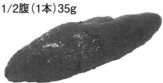

糖質	たんぱく質*
1.1g	**7.3**g

・カロリー	・脂質	・塩分
42kcal	0.8g	2.0g

つみれ
3個 60g

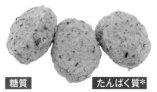

糖質	たんぱく質*
3.9g	**7.2**g

・カロリー	・脂質	・塩分
62kcal	1.6g	0.8g

さつま揚げ
1枚 30g

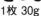
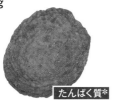

糖質	たんぱく質*
4.2g	**3.8**g

・カロリー	・脂質	・塩分
41kcal	0.9g	0.6g

でんぶ
6g

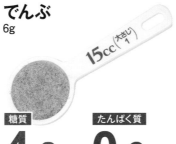

糖質	たんぱく質
4.8g	**0.6**g

・カロリー	・脂質	・塩分
21kcal	0.0g	0.1g

だて巻き
40g

糖質	たんぱく質*
7.0g	**5.8**g

・カロリー	・脂質	・塩分
76kcal	2.5g	0.4g

素材

…魚介

うなぎ（かば焼き）
1尾 190g

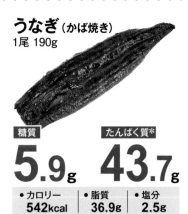

糖質	たんぱく質*
5.9g	**43.7**g

●カロリー	●脂質	●塩分
542kcal	36.9g	2.5g

魚肉ソーセージ
1本 75g

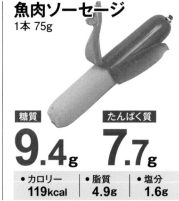

糖質	たんぱく質
9.4g	**7.7**g

●カロリー	●脂質	●塩分
119kcal	4.9g	1.6g

ちくわ
1本 70g

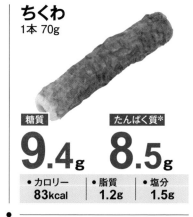

糖質	たんぱく質*
9.4g	**8.5**g

●カロリー	●脂質	●塩分
83kcal	1.2g	1.5g

はんぺん
1枚 120g

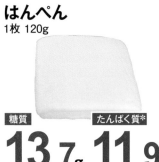

糖質	たんぱく質*
13.7g	**11.9**g

●カロリー	●脂質	●塩分
112kcal	1.1g	1.8g

さんま（みりん干し）
2枚 80g

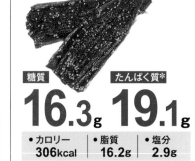

糖質	たんぱく質*
16.3g	**19.1**g

●カロリー	●脂質	●塩分
306kcal	16.2g	2.9g

アンチョビ
1切れ 4g

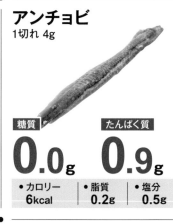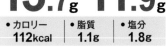

糖質	たんぱく質
0.0g	**0.9**g

●カロリー	●脂質	●塩分
6kcal	0.2g	0.5g

まぐろ缶詰（油漬け フレーク ライト）
1缶 80g

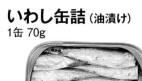

糖質	たんぱく質
0.1g	**11.5**g

●カロリー	●脂質	●塩分
212kcal	17.0g	0.7g

いわし缶詰（油漬け）
1缶 70g

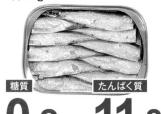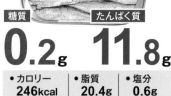

糖質	たんぱく質
0.2g	**11.8**g

●カロリー	●脂質	●塩分
246kcal	20.4g	0.6g

さけ缶詰（水煮）
からふとます 180g

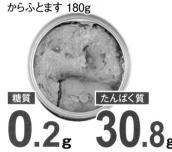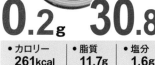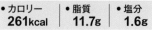

糖質	たんぱく質
0.2g	**30.8**g

●カロリー	●脂質	●塩分
261kcal	11.7g	1.6g

さば缶詰（水煮）
1缶 160g

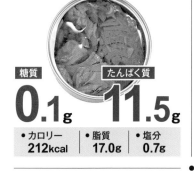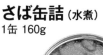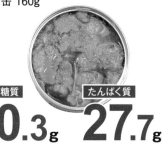

糖質	たんぱく質
0.3g	**27.7**g

●カロリー	●脂質	●塩分
278kcal	14.9g	1.4g

ほたてがい貝柱缶詰（水煮）
40g

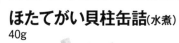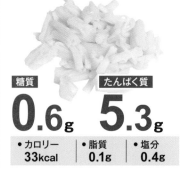

糖質	たんぱく質
0.6g	**5.3**g

●カロリー	●脂質	●塩分
33kcal	0.1g	0.4g

さば缶詰（みそ煮）
1缶 190g

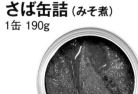

糖質	たんぱく質*
12.5g	**31.0**g

●カロリー	●脂質	●塩分
399kcal	23.8g	2.1g

素材

卵・乳・大豆

うずら卵
1個 13g

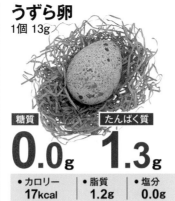

糖質	たんぱく質
0.0g	1.3g

・カロリー	・脂質	・塩分
17kcal	1.2g	0.0g

うずら卵缶詰（水煮）
1個 10g

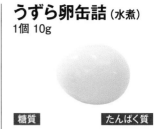

糖質	たんぱく質
0.1g	1.0g

・カロリー	・脂質	・塩分
16kcal	1.2g	0.1g

鶏卵（卵黄）
16.5g

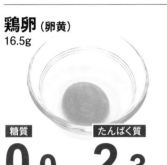
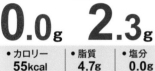

糖質	たんぱく質
0.0g	2.3g

・カロリー	・脂質	・塩分
55kcal	4.7g	0.0g

鶏卵（卵白）
35g

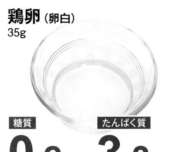
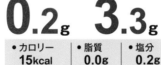

糖質	たんぱく質
0.2g	3.3g

・カロリー	・脂質	・塩分
15kcal	0.0g	0.2g

鶏卵（全卵）
1個 60g

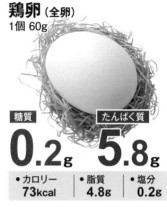

糖質	たんぱく質
0.2g	5.8g

・カロリー	・脂質	・塩分
73kcal	4.8g	0.2g

ピータン
65g

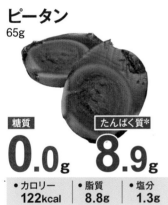

糖質	たんぱく質*
0.0g	8.9g

・カロリー	・脂質	・塩分
122kcal	8.8g	1.3g

卵豆腐
1個 110g

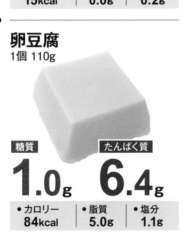

糖質	たんぱく質
1.0g	6.4g

・カロリー	・脂質	・塩分
84kcal	5.0g	1.1g

パルメザンチーズ
大さじ1 6g

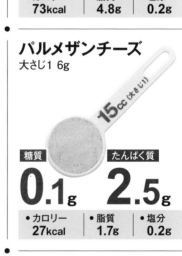

糖質	たんぱく質
0.1g	2.5g

・カロリー	・脂質	・塩分
27kcal	1.7g	0.2g

カマンベールチーズ
1切れ 20g

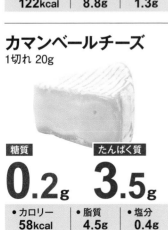

糖質	たんぱく質
0.2g	3.5g

・カロリー	・脂質	・塩分
58kcal	4.5g	0.4g

チェダーチーズ
15g

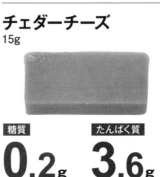

糖質	たんぱく質
0.2g	3.6g

・カロリー	・脂質	・塩分
59kcal	4.8g	0.3g

プロセスチーズ
1切れ 18g

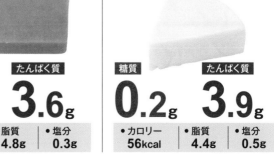

糖質	たんぱく質
0.2g	3.9g

・カロリー	・脂質	・塩分
56kcal	4.4g	0.5g

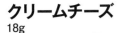

素材 …卵・乳・大豆

クリームチーズ
18g

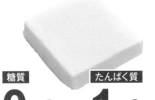

糖質	たんぱく質
0.4g	**1.4**g

●カロリー	●脂質	●塩分
56kcal	5.4g	0.1g

カテージチーズ
30g

糖質	たんぱく質
0.6g	**4.0**g

●カロリー	●脂質	●塩分
30kcal	1.2g	0.3g

ブルーチーズ
1切れ 100g

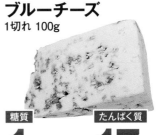

糖質	たんぱく質
1.0g	**17.5**g

●カロリー	●脂質	●塩分
326kcal	26.1g	3.8g

エダムチーズ
100g

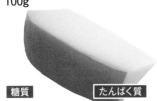

糖質	たんぱく質
1.4g	**29.4**g

●カロリー	●脂質	●塩分
321kcal	22.6g	2.0g

エメンタールチーズ
100g

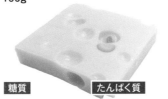

糖質	たんぱく質
1.6g	**27.2**g

●カロリー	●脂質	●塩分
398kcal	29.5g	1.3g

モッツァレラチーズ
100g

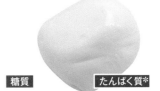

糖質	たんぱく質*
4.2g	**18.4**g

●カロリー	●脂質*	●塩分
269kcal	19.9g	0.2g

マスカルポーネチーズ
100g

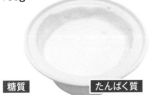

糖質	たんぱく質
4.3g	**4.1**g

●カロリー	●脂質	●塩分
273kcal	25.3g	0.1g

コーヒーホワイトナー
1個　植物性脂肪 5g

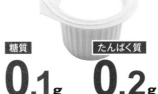

糖質	たんぱく質
0.1g	**0.2**g

●カロリー	●脂質	●塩分
12kcal	1.2g	0.0g

生クリーム（植物性脂肪）
15g

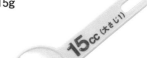

糖質	たんぱく質
0.5g	**0.6**g

●カロリー	●脂質	●塩分
58kcal	6.0g	0.1g

生クリーム（乳脂肪）
15g

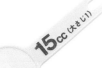

糖質	たんぱく質
1.0g	**0.2**g

●カロリー	●脂質	●塩分
61kcal	5.9g	0.0g

牛乳
1杯 150g

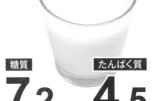

糖質	たんぱく質
7.2g	**4.5**g

●カロリー	●脂質	●塩分
92kcal	5.3g	0.1g

低脂肪牛乳
1杯 150g

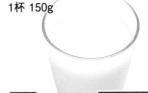

糖質	たんぱく質
8.3g	**5.1**g

●カロリー	●脂質	●塩分
63kcal	1.5g	0.3g

ヨーグルト（脱脂加糖）
100g

糖質	たんぱく質
11.9g	**4.0g**

・カロリー	・脂質	・塩分
65kcal	0.2g	0.2g

ひよこまめ（ゆで）
12g

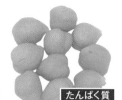

糖質	たんぱく質
1.9g	**0.9g**

・カロリー	・脂質	・塩分
18kcal	0.3g	0.0g

いんげんまめ（ゆで）
20g

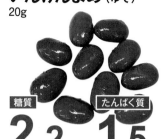

糖質	たんぱく質
2.2g	**1.5g**

・カロリー	・脂質	・塩分
25kcal	0.1g	0.0g

あずき（ゆで）
20g

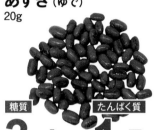

糖質	たんぱく質
3.4g	**1.5g**

・カロリー	・脂質	・塩分
24kcal	0.1g	0.0g

あずき（こし）
大さじ1 18g

糖質	たんぱく質
3.7g	**1.5g**

・カロリー	・脂質	・塩分
26kcal	0.1g	0.0g

あずき（つぶ）
大さじ1 18g

糖質	たんぱく質
8.7g	**0.9g**

・カロリー	・脂質	・塩分
43kcal	0.1g	0.0g

大豆（ゆで）
20g

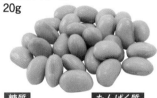

糖質	たんぱく質
0.0g	**2.8g**

・カロリー	・脂質	・塩分
33kcal	1.8g	0.0g

大豆缶詰（水煮）
20g

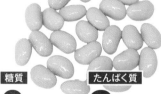

糖質	たんぱく質
0.1g	**2.5g**

・カロリー	・脂質	・塩分
25kcal	1.3g	0.1g

きな粉
10g

糖質	たんぱく質
1.1g	**3.4g**

・カロリー	・脂質	・塩分
45kcal	2.5g	0.0g

テンペ
1枚 80g

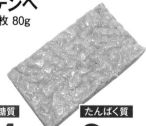

糖質	たんぱく質
4.1g	**9.5g**

・カロリー	・脂質	・塩分
144kcal	6.2g	0.0g

豆乳（無調整）
1杯 150g

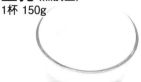

糖質	たんぱく質
4.4g	**5.1g**

・カロリー	・脂質	・塩分
66kcal	2.7g	0.0g

豆乳（調整）
1杯 150g

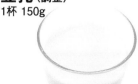

糖質	たんぱく質
6.7g	**4.7g**

・カロリー	・脂質	・塩分
95kcal	5.1g	0.1g

素材

卵・乳・大豆

油揚げ
1枚 30g

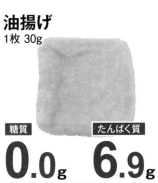

糖質	たんぱく質
0.0g	**6.9**g

•カロリー	•脂質	•塩分
113kcal	9.4g	0.0g

厚揚げ
2個 60g

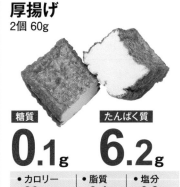

糖質	たんぱく質
0.1g	**6.2**g

•カロリー	•脂質	•塩分
86kcal	6.4g	0.0g

がんもどき
1個 100g

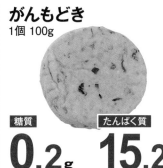

糖質	たんぱく質
0.2g	**15.2**g

•カロリー	•脂質	•塩分
223kcal	16.8g	0.5g

おから
25g

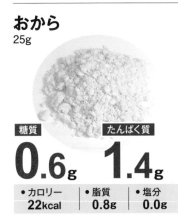

糖質	たんぱく質
0.6g	**1.4**g

•カロリー	•脂質	•塩分
22kcal	0.8g	0.0g

生湯葉
2枚 50g

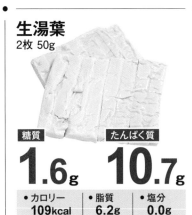

糖質	たんぱく質
1.6g	**10.7**g

•カロリー	•脂質	•塩分
109kcal	6.2g	0.0g

高野豆腐
1個 20g

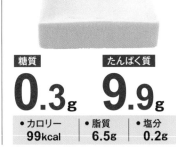

糖質	たんぱく質
0.3g	**9.9**g

•カロリー	•脂質	•塩分
99kcal	6.5g	0.2g

沖縄豆腐
1丁 450g

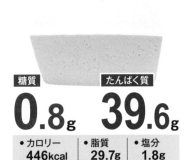

糖質	たんぱく質
0.8g	**39.6**g

•カロリー	•脂質	•塩分
446kcal	29.7g	1.8g

焼き豆腐
1丁 200g

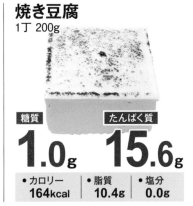

糖質	たんぱく質
1.0g	**15.6**g

•カロリー	•脂質	•塩分
164kcal	10.4g	0.0g

木綿豆腐
1丁 400g

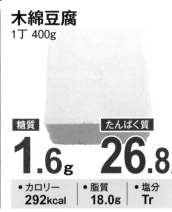

糖質	たんぱく質
1.6g	**26.8**g

•カロリー	•脂質	•塩分
292kcal	18.0g	Tr

絹ごし豆腐
1丁 400g

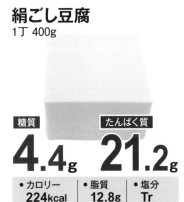

糖質	たんぱく質
4.4g	**21.2**g

•カロリー	•脂質	•塩分
224kcal	12.8g	Tr

ひきわり納豆
1パック 50g

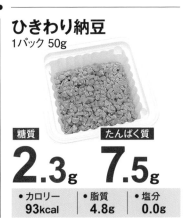

糖質	たんぱく質
2.3g	**7.5**g

•カロリー	•脂質	•塩分
93kcal	4.8g	0.0g

糸引き納豆
1パック 50g

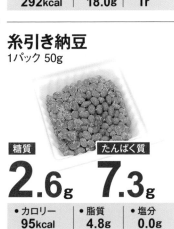

糖質	たんぱく質
2.6g	**7.3**g

•カロリー	•脂質	•塩分
95kcal	4.8g	0.0g

野菜・いも・きのこ・海藻

クレソン
6g

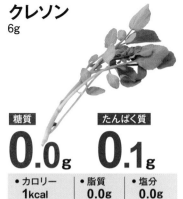

糖質	たんぱく質
0.0g	**0.1**g

・カロリー	・脂質	・塩分
1kcal	**0.0**g	**0.0**g

しそ
1枚 1g

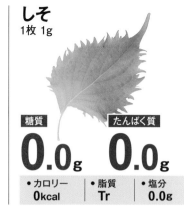

糖質	たんぱく質
0.0g	**0.0**g

・カロリー	・脂質	・塩分
0kcal	**Tr**	**0.0**g

たらの芽
10g

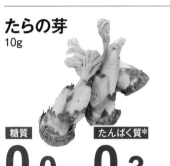

糖質	たんぱく質*
0.0g	**0.3**g

・カロリー	・脂質*	・塩分
2kcal	**0.0**g	**0.0**g

ルッコラ
10g

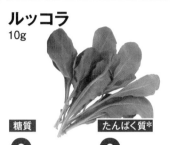

糖質	たんぱく質*
0.0g	**0.2**g

・カロリー	・脂質	・塩分
2kcal	**0.0**g	**0.0**g

糸みつば
1本 2g

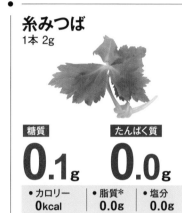

糖質	たんぱく質
0.1g	**0.0**g

・カロリー	・脂質*	・塩分
0kcal	**0.0**g	**0.0**g

かいわれだいこん
10g

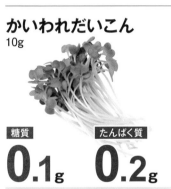

糖質	たんぱく質
0.1g	**0.2**g

・カロリー	・脂質	・塩分
2kcal	**0.0**g	**0.0**g

サラダ菜
1枚 6g

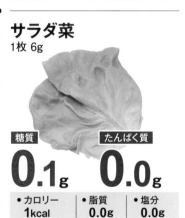

糖質	たんぱく質
0.1g	**0.0**g

・カロリー	・脂質	・塩分
1kcal	**0.0**g	**0.0**g

みょうが
20g

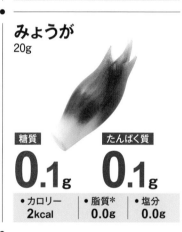

糖質	たんぱく質
0.1g	**0.1**g

・カロリー	・脂質*	・塩分
2kcal	**0.0**g	**0.0**g

モロヘイヤ
25g

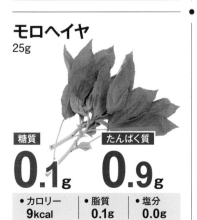

糖質	たんぱく質
0.1g	**0.9**g

・カロリー	・脂質	・塩分
9kcal	**0.1**g	**0.0**g

さやえんどう
4g

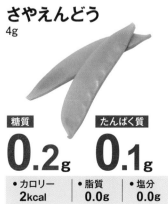

糖質	たんぱく質
0.2g	**0.1**g

・カロリー	・脂質	・塩分
2kcal	**0.0**g	**0.0**g

春菊
30g

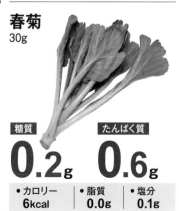

糖質	たんぱく質
0.2g	**0.6**g

・カロリー	・脂質	・塩分
6kcal	**0.0**g	**0.1**g

素材

… 野菜・いも・きのこ・海藻

ラディッシュ
13g

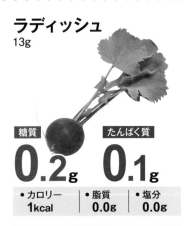

糖質		たんぱく質	
0.2g		**0.1**g	
・カロリー	・脂質		・塩分
1kcal	0.0g		0.0g

アスパラガス
1本 20g

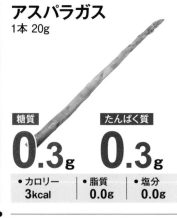

糖質		たんぱく質	
0.3g		**0.3**g	
・カロリー	・脂質		・塩分
3kcal	0.0g		0.0g

ししとうがらし
2個　12g

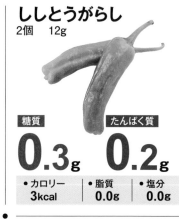

糖質		たんぱく質	
0.3g		**0.2**g	
・カロリー	・脂質		・塩分
3kcal	0.0g		0.0g

サニーレタス
1枚 30g

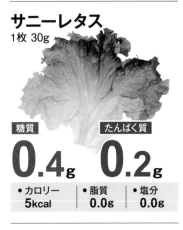

糖質		たんぱく質	
0.4g		**0.2**g	
・カロリー	・脂質		・塩分
5kcal	0.0g		0.0g

なばな
30g

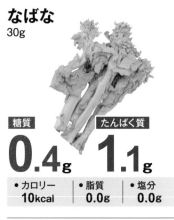

糖質		たんぱく質	
0.4g		**1.1**g	
・カロリー	・脂質		・塩分
10kcal	0.0g		0.0g

さやいんげん
20g

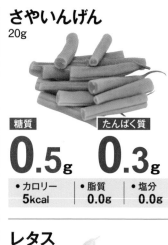

糖質		たんぱく質	
0.5g		**0.3**g	
・カロリー	・脂質		・塩分
5kcal	0.0g		0.0g

ズッキーニ
35g

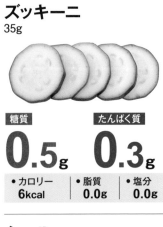

糖質		たんぱく質	
0.5g		**0.3**g	
・カロリー	・脂質		・塩分
6kcal	0.0g		0.0g

豆苗
50g

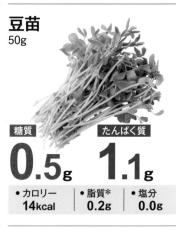

糖質		たんぱく質	
0.5g		**1.1**g	
・カロリー	・脂質*		・塩分
14kcal	0.2g		0.0g

レタス
30g

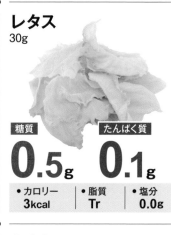

糖質		たんぱく質	
0.5g		**0.1**g	
・カロリー	・脂質		・塩分
3kcal	Tr		0.0g

ケール
3枚 33g

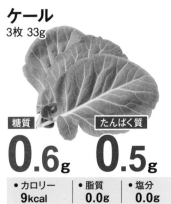

糖質		たんぱく質	
0.6g		**0.5**g	
・カロリー	・脂質		・塩分
9kcal	0.0g		0.0g

スナップえんどう
8g

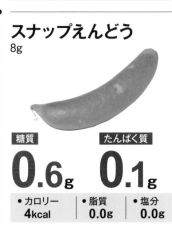

糖質		たんぱく質	
0.6g		**0.1**g	
・カロリー	・脂質		・塩分
4kcal	0.0g		0.0g

もやし
50g

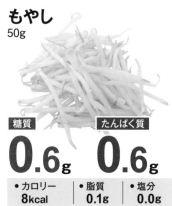

糖質		たんぱく質	
0.6g		**0.6**g	
・カロリー	・脂質		・塩分
8kcal	0.1g		0.0g

あさつき
28g

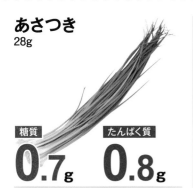

糖質	たんぱく質
0.7g	**0.8**g

・カロリー	・脂質	・塩分
10kcal	0.0g	0.0g

おかひじき
85g

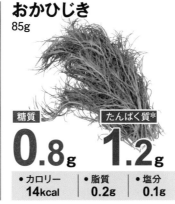

糖質	たんぱく質*
0.8g	**1.2**g

・カロリー	・脂質	・塩分
14kcal	0.2g	0.1g

しょうが
1かけ 15g

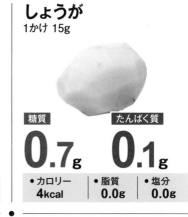

糖質	たんぱく質
0.7g	**0.1**g

・カロリー	・脂質	・塩分
4kcal	0.0g	0.0g

タアサイ
250g

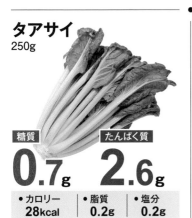

糖質	たんぱく質
0.7g	**2.6**g

・カロリー	・脂質	・塩分
28kcal	0.2g	0.2g

チンゲンサイ
1株 100g

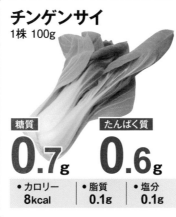

糖質	たんぱく質
0.7g	**0.6**g

・カロリー	・脂質	・塩分
8kcal	0.1g	0.1g

ほうれん草
1束 250g

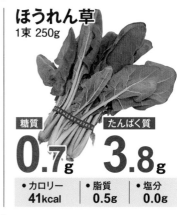

糖質	たんぱく質
0.7g	**3.8**g

・カロリー	・脂質	・塩分
41kcal	0.5g	0.0g

水菜
1株 45g

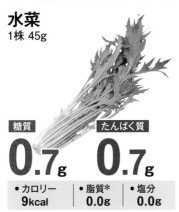

糖質	たんぱく質
0.7g	**0.7**g

・カロリー	・脂質*	・塩分
9kcal	0.0g	0.0g

グリンピース (冷凍)
10g

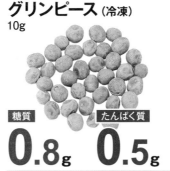

糖質	たんぱく質
0.8g	**0.5**g

・カロリー	・脂質	・塩分
8kcal	0.1g	Tr

オクラ
5本 60g

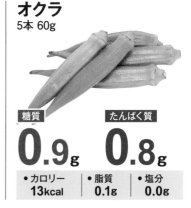

糖質	たんぱく質
0.9g	**0.8**g

・カロリー	・脂質	・塩分
13kcal	0.1g	0.0g

ピーマン
1個 40g

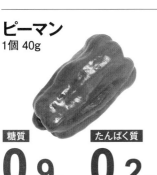

糖質	たんぱく質
0.9g	**0.2**g

・カロリー	・脂質	・塩分
7kcal	0.0g	0.0g

ミニトマト
1個 15g

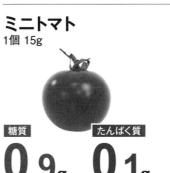

糖質	たんぱく質
0.9g	**0.1**g

・カロリー	・脂質	・塩分
5kcal	0.0g	0.0g

えだまめ
50g

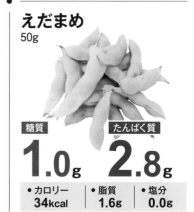

糖質	たんぱく質
1.0g	**2.8**g

・カロリー	・脂質	・塩分
34kcal	1.6g	0.0g

小松菜
1束 240g

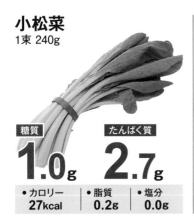

糖質	たんぱく質
1.0g	**2.7**g

●カロリー	●脂質	●塩分
27kcal	0.2g	0.0g

カリフラワー
2個 50g

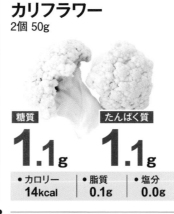

糖質	たんぱく質
1.1g	**1.1**g

●カロリー	●脂質	●塩分
14kcal	0.1g	0.0g

にら
1束 100g

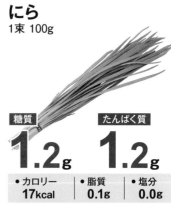

糖質	たんぱく質
1.2g	**1.2**g

●カロリー	●脂質	●塩分
17kcal	0.1g	0.0g

セロリ
1本 100g

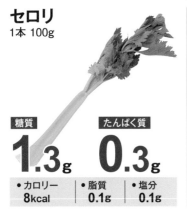

糖質	たんぱく質
1.3g	**0.3**g

●カロリー	●脂質	●塩分
8kcal	0.1g	0.1g

キャベツ
40g

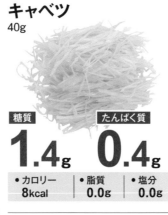

糖質	たんぱく質
1.4g	**0.4**g

●カロリー	●脂質	●塩分
8kcal	0.0g	0.0g

にんにく
7g

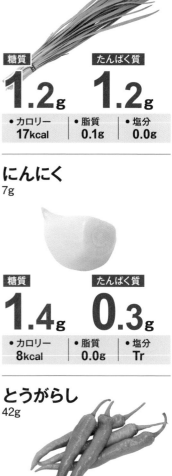

糖質	たんぱく質
1.4g	**0.3**g

●カロリー	●脂質	●塩分
8kcal	0.0g	Tr

とうがん
3切れ 70g

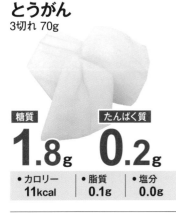

糖質	たんぱく質
1.8g	**0.2**g

●カロリー	●脂質	●塩分
11kcal	0.1g	0.0g

きゅうり
1本 120g

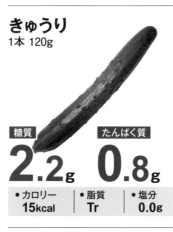

糖質	たんぱく質
2.2g	**0.8**g

●カロリー	●脂質	●塩分
15kcal	Tr	0.0g

とうがらし
42g

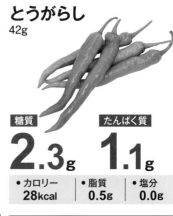

糖質	たんぱく質
2.3g	**1.1**g

●カロリー	●脂質	●塩分
28kcal	0.5g	0.0g

かぶ
1個 85g

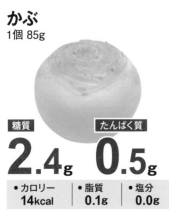

糖質	たんぱく質
2.4g	**0.5**g

●カロリー	●脂質	●塩分
14kcal	0.1g	0.0g

そらまめ
25g

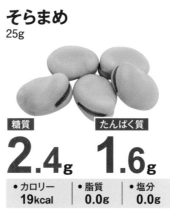

糖質	たんぱく質
2.4g	**1.6**g

●カロリー	●脂質	●塩分
19kcal	0.0g	0.0g

にがうり
1本 210g

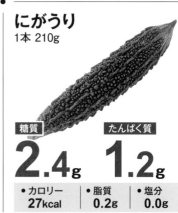

糖質	たんぱく質
2.4g	**1.2**g

●カロリー	●脂質	●塩分
27kcal	0.2g	0.0g

ブロッコリー
1株 250g

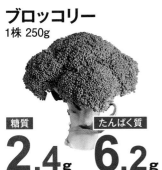

糖質	たんぱく質
2.4g	**6.2**g

・カロリー	・脂質	・塩分
60kcal	0.5g	Tr

大根
120g

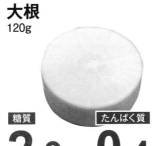

糖質	たんぱく質
2.9g	**0.4**g

・カロリー	・脂質	・塩分
16kcal	Tr	0.0g

たけのこ（ゆで）
150g

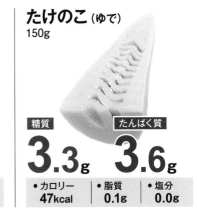

糖質	たんぱく質
3.3g	**3.6**g

・カロリー	・脂質	・塩分
47kcal	0.1g	0.0g

れんこん
25g

糖質	たんぱく質
3.4g	**0.3**g

・カロリー	・脂質	・塩分
17kcal	Tr	0.0g

なす
1本 160g

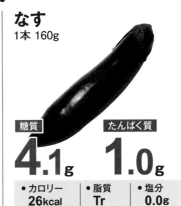

糖質	たんぱく質
4.1g	**1.0**g

・カロリー	・脂質	・塩分
26kcal	Tr	0.0g

切り干し大根（乾）
10g

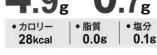

糖質	たんぱく質
4.9g	**0.7**g

・カロリー	・脂質	・塩分
28kcal	0.0g	0.1g

ねぎ
1本 150g

糖質	たんぱく質
5.2g	**0.9**g

・カロリー	・脂質	・塩分
32kcal	Tr	0.0g

赤ピーマン
1個 120g

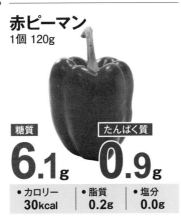

糖質	たんぱく質
6.1g	**0.9**g

・カロリー	・脂質	・塩分
30kcal	0.2g	0.0g

黄ピーマン
1個 130g

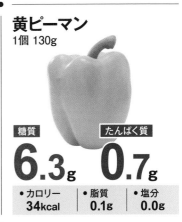

糖質	たんぱく質
6.3g	**0.7**g

・カロリー	・脂質	・塩分
34kcal	0.1g	0.0g

茎にんにく
100g

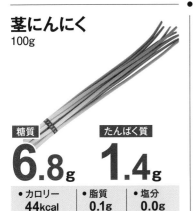

糖質	たんぱく質
6.8g	**1.4**g

・カロリー	・脂質	・塩分
44kcal	0.1g	0.0g

トマト
1個 220g

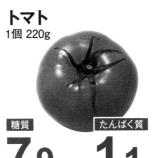

糖質	たんぱく質
7.9g	**1.1**g

・カロリー	・脂質	・塩分
43kcal	0.2g	0.0g

にんじん
1本 145g

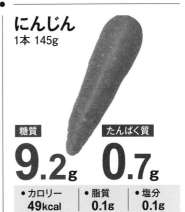

糖質	たんぱく質
9.2g	**0.7**g

・カロリー	・脂質	・塩分
49kcal	0.1g	0.1g

白菜
520g

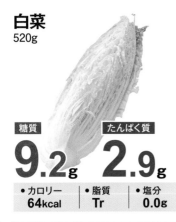

糖質	たんぱく質
9.2g	**2.9**g

・カロリー	・脂質	・塩分
64kcal	**Tr**	**0.0**g

たまねぎ
1個 200g

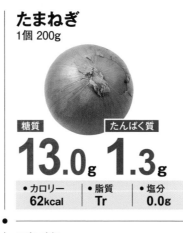

糖質	たんぱく質
13.0g	**1.3**g

・カロリー	・脂質	・塩分
62kcal	**Tr**	**0.0**g

かぼちゃ
90g

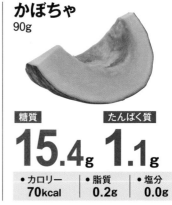

糖質	たんぱく質
15.4g	**1.1**g

・カロリー	・脂質	・塩分
70kcal	**0.2**g	**0.0**g

スイートコーン
1本 240g

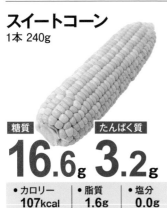

糖質	たんぱく質
16.6g	**3.2**g

・カロリー	・脂質	・塩分
107kcal	**1.6**g	**0.0**g

ごぼう
1本 215g

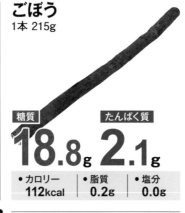

糖質	たんぱく質
18.8g	**2.1**g

・カロリー	・脂質	・塩分
112kcal	**0.2**g	**0.0**g

しらたき
45g

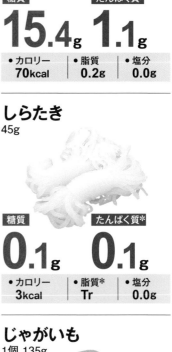

糖質	たんぱく質*
0.1g	**0.1**g

・カロリー	・脂質*	・塩分
3kcal	**Tr**	**0.0**g

こんにゃく（精粉）
1枚 250g

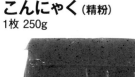
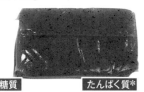
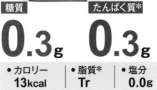

糖質	たんぱく質*
0.3g	**0.3**g

・カロリー	・脂質*	・塩分
13kcal	**Tr**	**0.0**g

さといも
1個 70g

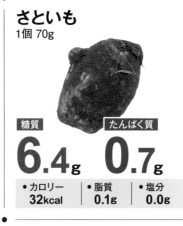

糖質	たんぱく質
6.4g	**0.7**g

・カロリー	・脂質	・塩分
32kcal	**0.1**g	**0.0**g

じゃがいも
1個 135g

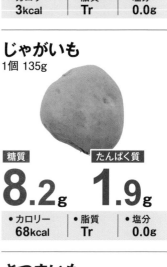

糖質	たんぱく質
8.2g	**1.9**g

・カロリー	・脂質	・塩分
68kcal	**Tr**	**0.0**g

ながいも
120g

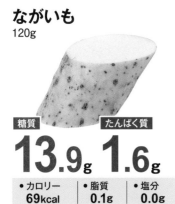

糖質	たんぱく質
13.9g	**1.6**g

・カロリー	・脂質	・塩分
69kcal	**0.1**g	**0.0**g

緑豆はるさめ（乾）
20g

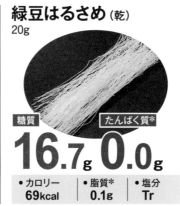

糖質	たんぱく質*
16.7g	**0.0**g

・カロリー	・脂質*	・塩分
69kcal	**0.1**g	**Tr**

さつまいも
1/2本 70g

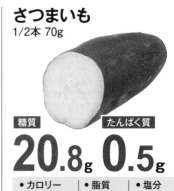

糖質	たんぱく質
20.8g	**0.5**g

・カロリー	・脂質	・塩分
87kcal	**0.1**g	**0.1**g

マッシュルーム
1個 13g

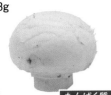

糖質	たんぱく質
0.0g	**0.2**g

・カロリー	・脂質	・塩分
2kcal	0.0g	0.0g

マッシュルーム缶詰 (水煮)
18g

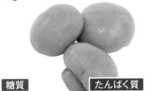

糖質	たんぱく質
0.0g	**0.3**g

・カロリー	・脂質	・塩分
3kcal	0.0g	0.2g

きくらげ (乾)
2g

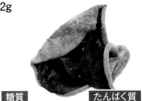

糖質	たんぱく質
0.3g	**0.1**g

・カロリー	・脂質	・塩分
4kcal	0.0g	0.0g

しいたけ
1個 15g

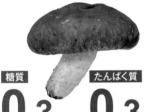

糖質	たんぱく質
0.3g	**0.3**g

・カロリー	・脂質	・塩分
4kcal	0.0g	0.0g

なめこ
20g

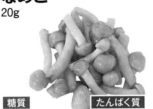

糖質	たんぱく質
0.4g	**0.2**g

・カロリー	・脂質	・塩分
4kcal	0.0g	0.0g

干ししいたけ (乾)
1個 4g

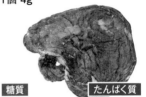

糖質	たんぱく質
0.5g	**0.5**g

・カロリー	・脂質	・塩分
8kcal	0.1g	Tr

エリンギ
1本 30g

糖質	たんぱく質
0.7g	**0.5**g

・カロリー	・脂質	・塩分
9kcal	0.1g	0.0g

まいたけ
1パック 100g

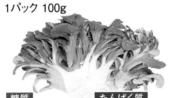

糖質	たんぱく質
0.9g	**1.1**g

・カロリー	・脂質	・塩分
20kcal	0.3g	0.0g

まつたけ
40g

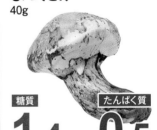

糖質	たんぱく質
1.4g	**0.5**g

・カロリー	・脂質	・塩分
12kcal	0.1g	0.0g

ぶなしめじ
1パック 100g

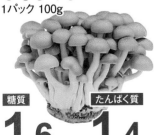

糖質	たんぱく質
1.6g	**1.4**g

・カロリー	・脂質	・塩分
20kcal	0.2g	0.0g

えのきたけ
1束 100g

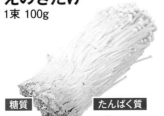

糖質	たんぱく質
3.2g	**1.4**g

・カロリー	・脂質	・塩分
29kcal	0.1g	0.0g

味つけのり
1枚 0.3g

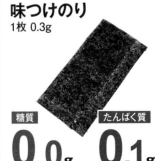

糖質	たんぱく質
0.0g	**0.1**g

・カロリー	・脂質	・塩分
1kcal	0.0g	0.0g

カットわかめ（乾）
1g

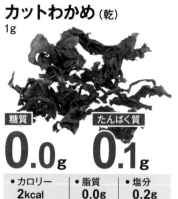

糖質	たんぱく質
0.0g	**0.1**g

●カロリー	●脂質	●塩分
2kcal	0.0g	0.2g

寒天
1枚 100g

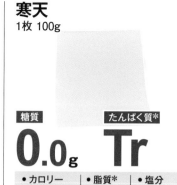

糖質	たんぱく質*
0.0g	**Tr**

●カロリー	●脂質*	●塩分
3kcal	Tr	0.0g

ところてん
200g

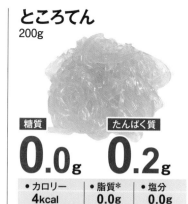

糖質	たんぱく質
0.0g	**0.2**g

●カロリー	●脂質*	●塩分
4kcal	0.0g	0.0g

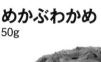

めかぶわかめ
50g

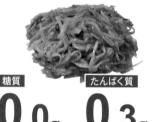

糖質	たんぱく質
0.0g	**0.3**g

●カロリー	●脂質	●塩分
7kcal	0.3g	0.2g

干しひじき（乾）
ステンレス釜 3g

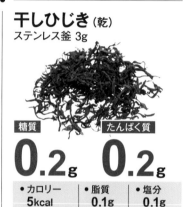

糖質	たんぱく質
0.2g	**0.2**g

●カロリー	●脂質	●塩分
5kcal	0.1g	0.1g

焼きのり
1枚 3g

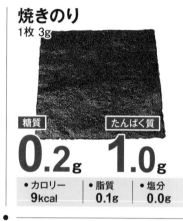

糖質	たんぱく質
0.2g	**1.0**g

●カロリー	●脂質	●塩分
9kcal	0.1g	0.0g

ま昆布（素干し）
1.5g

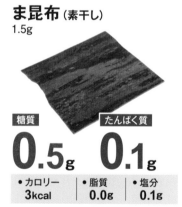

糖質	たんぱく質
0.5g	**0.1**g

●カロリー	●脂質	●塩分
3kcal	0.0g	0.1g

わかめ（原藻）
50g

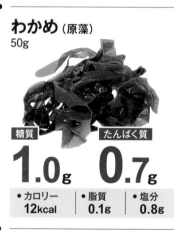

糖質	たんぱく質
1.0g	**0.7**g

●カロリー	●脂質	●塩分
12kcal	0.1g	0.8g

塩昆布
5g

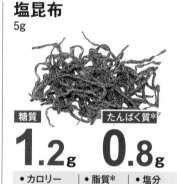

糖質	たんぱく質*
1.2g	**0.8**g

●カロリー	●脂質*	●塩分
10kcal	0.0g	0.9g

トマト缶詰（ホール）
2個 90g

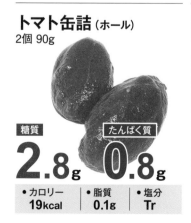

糖質	たんぱく質
2.8g	**0.8**g

●カロリー	●脂質	●塩分
19kcal	0.1g	Tr

えのきたけ（味つけびん詰）
25g

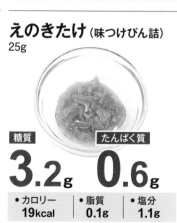

糖質	たんぱく質
3.2g	**0.6**g

●カロリー	●脂質	●塩分
19kcal	0.1g	1.1g

とうもろこし缶詰（ホール）
25g

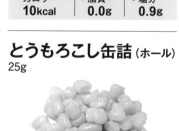

糖質	たんぱく質
3.7g	**0.6**g

●カロリー	●脂質	●塩分
20kcal	0.1g	0.1g

素材

素 材

果物

アボカド
1/2個 65g

糖質	たんぱく質
1.5g	**1.0g**

•カロリー	•脂質	•塩分
116kcal	**10.3g**	**Tr**

ライチー
1個 20g

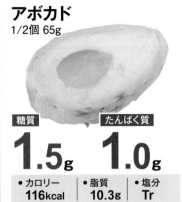

糖質	たんぱく質
2.2g	**0.1g**

•カロリー	•脂質	•塩分
9kcal	**0.0g**	**0.0g**

さくらんぼ（国産）
3個 23g

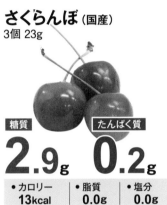

糖質	たんぱく質
2.9g	**0.2g**

•カロリー	•脂質	•塩分
13kcal	**0.0g**	**0.0g**

いちご
3個 45g

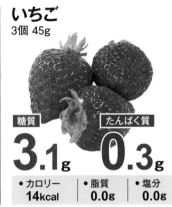

糖質	たんぱく質
3.1g	**0.3g**

•カロリー	•脂質	•塩分
14kcal	**0.0g**	**0.0g**

さくらんぼ（米国産）
3個 22g

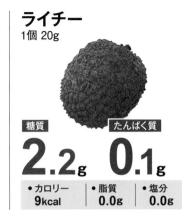

糖質	たんぱく質
3.1g	**0.2g**

•カロリー	•脂質	•塩分
13kcal	**0.0g**	**0.0g**

びわ
1個 50g

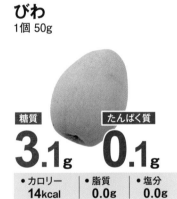

糖質	たんぱく質
3.1g	**0.1g**

•カロリー	•脂質	•塩分
14kcal	**0.0g**	**0.0g**

メロン（マスクメロン）
1切れ 150g

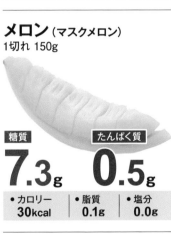

糖質	たんぱく質
7.3g	**0.5g**

•カロリー	•脂質	•塩分
30kcal	**0.1g**	**0.0g**

うんしゅうみかん
1個 100g

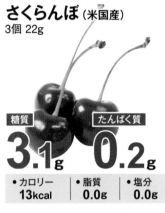

糖質	たんぱく質
8.3g	**0.3g**

•カロリー	•脂質	•塩分
37kcal	**Tr**	**0.0g**

キウイフルーツ（緑肉種）
1個 90g

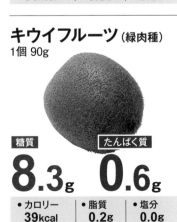

糖質	たんぱく質
8.3g	**0.6g**

•カロリー	•脂質	•塩分
39kcal	**0.2g**	**0.0g**

レモン
1個 120g

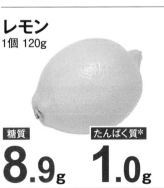

糖質	たんぱく質*
8.9g	**1.0g**

•カロリー	•脂質	•塩分
50kcal	**0.2g**	**0.0g**

キウイフルーツ（黄肉種）
1個 90g

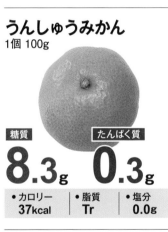

糖質	たんぱく質*
9.7g	**0.8g**

•カロリー	•脂質	•塩分
45kcal	**0.1g**	**0.0g**

素 材

…果物

93

いちじく
1個 100g

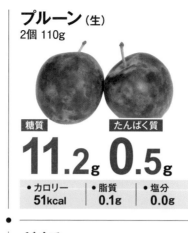

糖質	たんぱく質
10.6g	**0.3**g

●カロリー	●脂質	●塩分
48kcal	0.1g	0.0g

プルーン (生)
2個 110g

糖質	たんぱく質
11.2g	**0.5**g

●カロリー	●脂質	●塩分
51kcal	0.1g	0.0g

パパイア
1/2個 275g

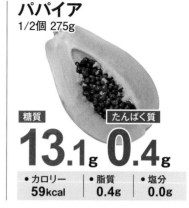

糖質	たんぱく質
13.1g	**0.4**g

●カロリー	●脂質	●塩分
59kcal	0.4g	0.0g

なつみかん
1個 273g

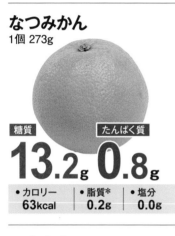

糖質	たんぱく質
13.2g	**0.8**g

●カロリー	●脂質*	●塩分
63kcal	0.2g	0.0g

ざくろ
1個 200g

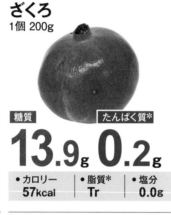

糖質	たんぱく質*
13.9g	**0.2**g

●カロリー	●脂質*	●塩分
57kcal	Tr	0.0g

ブルーベリー
150g

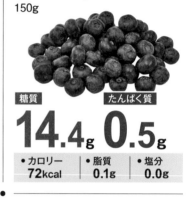

糖質	たんぱく質
14.4g	**0.5**g

●カロリー	●脂質	●塩分
72kcal	0.1g	0.0g

いよかん
1個 230g

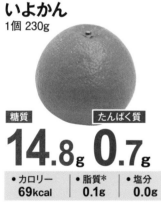

糖質	たんぱく質
14.8g	**0.7**g

●カロリー	●脂質*	●塩分
69kcal	0.1g	0.0g

もも
1個 200g

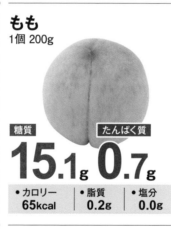

糖質	たんぱく質
15.1g	**0.7**g

●カロリー	●脂質	●塩分
65kcal	0.2g	0.0g

バレンジアオレンジ
1個 295g

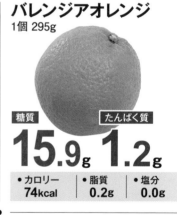

糖質	たんぱく質
15.9g	**1.2**g

●カロリー	●脂質	●塩分
74kcal	0.2g	0.0g

ネーブルオレンジ
1個 280g

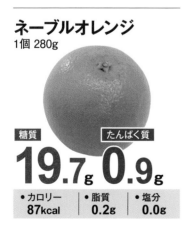

糖質	たんぱく質
19.7g	**0.9**g

●カロリー	●脂質	●塩分
87kcal	0.2g	0.0g

はっさく
1個 331g

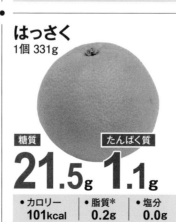

糖質	たんぱく質
21.5g	**1.1**g

●カロリー	●脂質*	●塩分
101kcal	0.2g	0.0g

ぶどう (デラウエア)
1房 140g

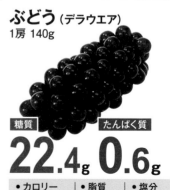

糖質	たんぱく質
22.4g	**0.6**g

●カロリー	●脂質	●塩分
97kcal	Tr	0.0g

素 材

… 果物

バナナ
1本 200g

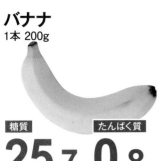

糖質		たんぱく質
25.7g		**0.8**g

● カロリー	● 脂質	● 塩分
112kcal	0.1g	0.0g

かき
1個 200g

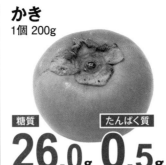

糖質		たんぱく質
26.0g		**0.5**g

● カロリー	● 脂質	● 塩分
115kcal	0.2g	0.0g

なし（西洋）
1個 250g

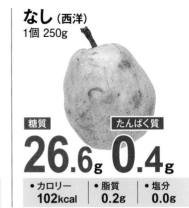

糖質		たんぱく質
26.6g		**0.4**g

● カロリー	● 脂質	● 塩分
102kcal	0.2g	0.0g

グレープフルーツ
1個 445g

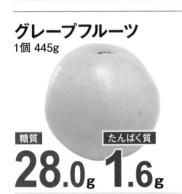

糖質		たんぱく質
28.0g		**1.6**g

● カロリー	● 脂質	● 塩分
125kcal	0.3g	0.0g

なし（日本）
1個 350g

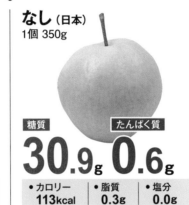

糖質		たんぱく質
30.9g		**0.6**g

● カロリー	● 脂質	● 塩分
113kcal	0.3g	0.0g

すいか
585g

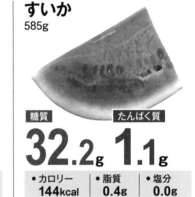

糖質		たんぱく質
32.2g		**1.1**g

● カロリー	● 脂質	● 塩分
144kcal	0.4g	0.0g

りんご
1個 270g

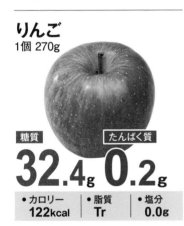

糖質		たんぱく質
32.4g		**0.2**g

● カロリー	● 脂質	● 塩分
122kcal	Tr	0.0g

マンゴー
1個 400g

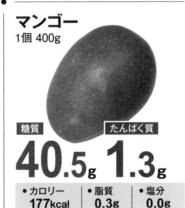

糖質		たんぱく質
40.5g		**1.3**g

● カロリー	● 脂質	● 塩分
177kcal	0.3g	0.0g

ぶどう（巨峰）
1房 330g

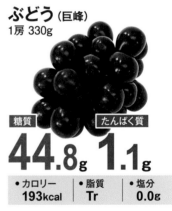

糖質		たんぱく質
44.8g		**1.1**g

● カロリー	● 脂質	● 塩分
193kcal	Tr	0.0g

パインアップル
1/2個 700g

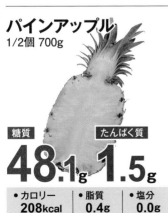

糖質		たんぱく質
48.1g		**1.5**g

● カロリー	● 脂質	● 塩分
208kcal	0.4g	0.0g

オリーブ（塩漬け）
1個 4g

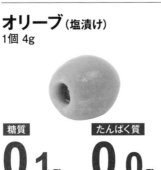
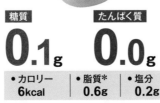

糖質	たんぱく質
0.1g	**0.0**g

● カロリー	● 脂質*	● 塩分
6kcal	0.6g	0.2g

パインアップル（缶詰）
1枚 40g

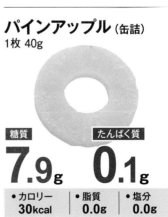

糖質	たんぱく質
7.9g	**0.1**g

● カロリー	● 脂質	● 塩分
30kcal	0.0g	0.0g

うんしゅうみかん（缶詰）
64g

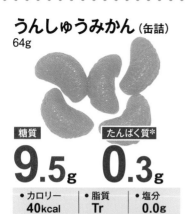

糖質	たんぱく質*
9.5g	**0.3**g

●カロリー	●脂質	●塩分
40kcal	Tr	0.0g

もも（缶詰）
2切れ 140g

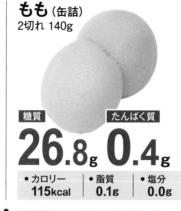

糖質	たんぱく質
26.8g	**0.4**g

●カロリー	●脂質	●塩分
115kcal	0.1g	0.0g

あんず（乾）
1個 5g

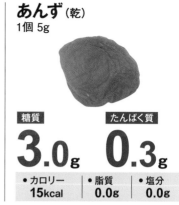

糖質	たんぱく質
3.0g	**0.3**g

●カロリー	●脂質	●塩分
15kcal	0.0g	0.0g

プルーン（乾）
1個 10g

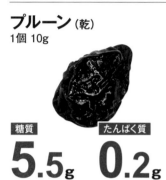

糖質	たんぱく質
5.5g	**0.2**g

●カロリー	●脂質	●塩分
21kcal	0.0g	0.0g

レーズン（干しぶどう）
12g

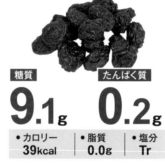

糖質	たんぱく質
9.1g	**0.2**g

●カロリー	●脂質	●塩分
39kcal	0.0g	Tr

バナナ（乾）
15g

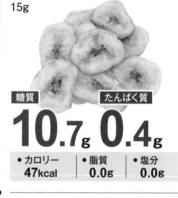

糖質	たんぱく質
10.7g	**0.4**g

●カロリー	●脂質	●塩分
47kcal	0.0g	0.0g

かき（干し）
1個 35g

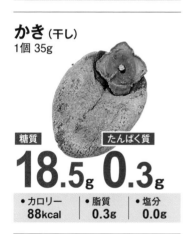

糖質	たんぱく質
18.5g	**0.3**g

●カロリー	●脂質	●塩分
88kcal	0.3g	0.0g

いちじく（乾）
3個 30g

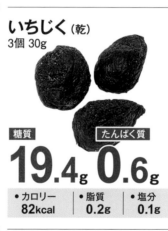

糖質	たんぱく質
19.4g	**0.6**g

●カロリー	●脂質	●塩分
82kcal	0.2g	0.1g

ブルーベリージャム
大さじ1 21g

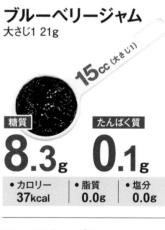

15cc（大さじ1）

糖質	たんぱく質
8.3g	**0.1**g

●カロリー	●脂質	●塩分
37kcal	0.0g	0.0g

りんごジャム
大さじ1 21g

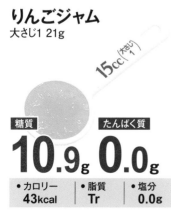

15cc（大さじ1）

糖質	たんぱく質
10.9g	**0.0**g

●カロリー	●脂質	●塩分
43kcal	Tr	0.0g

いちごジャム（高精度）
大さじ1 21g

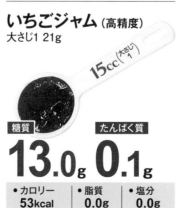

15cc（大さじ1）

糖質	たんぱく質
13.0g	**0.1**g

●カロリー	●脂質	●塩分
53kcal	0.0g	0.0g

マーマレード（高精度）
大さじ1 21g

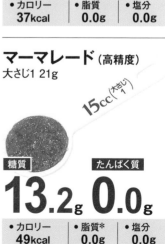

15cc（大さじ1）

糖質	たんぱく質
13.2g	**0.0**g

●カロリー	●脂質*	●塩分
49kcal	0.0g	0.0g

素材

……果物

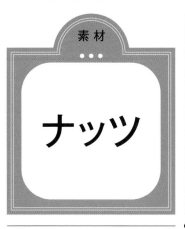

素材

ナッツ

まつの実 (いり)
1g

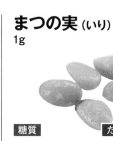

糖質	たんぱく質
0.0g	**0.1**g

● カロリー	● 脂質	● 塩分
7kcal	0.6g	0.0g

かぼちゃの種 (いり 味付け)
3g

5.0cc (小さじ1)

糖質	たんぱく質
0.1g	**0.5**g

● カロリー	● 脂質	● 塩分
12kcal	0.9g	0.0g

ヘーゼルナッツ (フライ 味付け)
5g

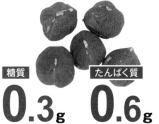

糖質	たんぱく質
0.3g	**0.6**g

● カロリー	● 脂質	● 塩分
35kcal	3.5g	0.0g

くるみ (いり)
10g

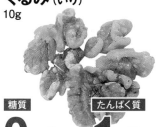

糖質	たんぱく質
0.4g	**1.3**g

● カロリー	● 脂質	● 塩分
71kcal	7.0g	0.0g

マカダミアナッツ (いり 味付け)
10g

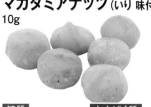

糖質	たんぱく質
0.6g	**0.8**g

● カロリー	● 脂質	● 塩分
75kcal	7.7g	0.1g

らっかせい (乾)
7g

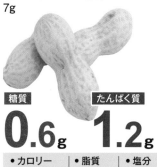

糖質	たんぱく質
0.6g	**1.2**g

● カロリー	● 脂質	● 塩分
28kcal	2.3g	0.0g

アーモンド (乾)
12g

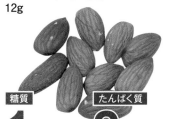

糖質	たんぱく質
1.3g	**2.2**g

● カロリー	● 脂質	● 塩分
73kcal	6.2g	0.0g

ピーナッツ (いり 味付け)
10g

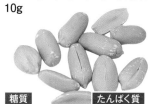

糖質	たんぱく質
0.9g	**2.3**g

● カロリー	● 脂質	● 塩分
61kcal	5.2g	0.0g

カシューナッツ (フライ 味付け)
10g

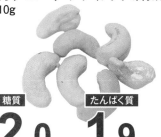

糖質	たんぱく質
2.0g	**1.9**g

● カロリー	● 脂質	● 塩分
59kcal	4.8g	0.1g

ぎんなん (ゆで)
10g

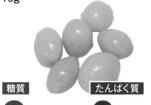

糖質	たんぱく質
3.4g	**0.4**g

● カロリー	● 脂質	● 塩分
17kcal	0.1g	0.0g

くり (ゆで)
20g

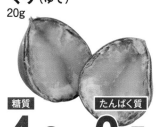

糖質	たんぱく質
4.8g	**0.5**g

● カロリー	● 脂質	● 塩分
24kcal	0.1g	0.0g

素材

調味料

食塩
小さじ1 6g

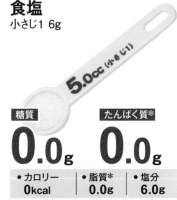

糖質	たんぱく質*
0.0g	**0.0**g

・カロリー	・脂質*	・塩分
0kcal	**0.0**g	**6.0**g

ラー油
小さじ1 4g

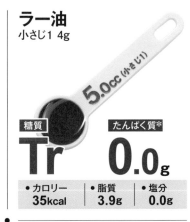

糖質	たんぱく質*
Tr	**0.0**g

・カロリー	・脂質	・塩分
35kcal	**3.9**g	**0.0**g

トウバンジャン
小さじ1 7g

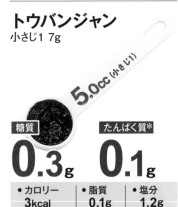

糖質	たんぱく質*
0.3g	**0.1**g

・カロリー	・脂質	・塩分
3kcal	**0.1**g	**1.2**g

オイスターソース
小さじ1 6g

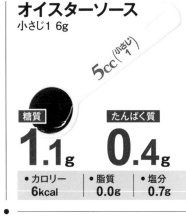

糖質	たんぱく質*
1.1g	**0.4**g

・カロリー	・脂質	・塩分
6kcal	**0.0**g	**0.7**g

ウスターソース
大さじ1 18g

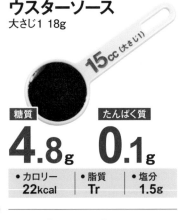

糖質	たんぱく質
4.8g	**0.1**g

・カロリー	・脂質	・塩分
22kcal	**Tr**	**1.5**g

中濃ソース
大さじ1 21g

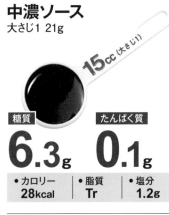

糖質	たんぱく質
6.3g	**0.1**g

・カロリー	・脂質	・塩分
28kcal	**Tr**	**1.2**g

うすくちしょうゆ
大さじ1 18g

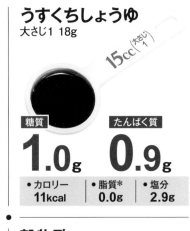

糖質	たんぱく質
1.0g	**0.9**g

・カロリー	・脂質*	・塩分
11kcal	**0.0**g	**2.9**g

こいくちしょうゆ
大さじ1 18g

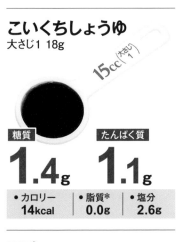

糖質	たんぱく質
1.4g	**1.1**g

・カロリー	・脂質*	・塩分
14kcal	**0.0**g	**2.6**g

ワインビネガー
大さじ1 15g

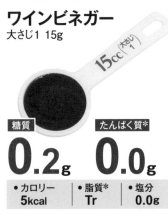

糖質	たんぱく質*
0.2g	**0.0**g

・カロリー	・脂質*	・塩分
5kcal	**Tr**	**0.0**g

穀物酢
大さじ1 15g

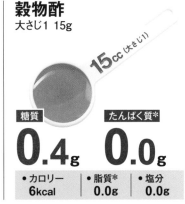

糖質	たんぱく質*
0.4g	**0.0**g

・カロリー	・脂質*	・塩分
6kcal	**0.0**g	**0.0**g

黒酢
小さじ1 5g

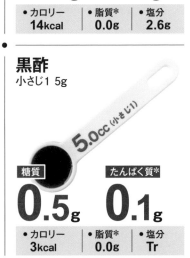

糖質	たんぱく質*
0.5g	**0.1**g

・カロリー	・脂質*	・塩分
3kcal	**0.0**g	**Tr**

かつおだし
100g

糖質	たんぱく質
0.0g	**0.2**g

• カロリー	• 脂質*	• 塩分
2kcal	**Tr**	**0.1**g

中華だし
100g

糖質	たんぱく質
Tr	**0.7**g

• カロリー	• 脂質*	• 塩分
3kcal	**0.0**g	**0.1**g

煮干しだし
100g

糖質	たんぱく質*
Tr	**0.1**g

• カロリー	• 脂質*	• 塩分
1kcal	**0.1**g	**0.1**g

昆布だし
100g

糖質	たんぱく質
0.9g	**0.1**g

• カロリー	• 脂質*	• 塩分
4kcal	**Tr**	**0.2**g

コンソメ（固形）
1個 5g

糖質	たんぱく質
2.1g	**0.4**g

• カロリー	• 脂質	• 塩分
12kcal	**0.2**g	**2.2**g

めんつゆ（ストレート）
150g

糖質	たんぱく質
13.1g	**3.0**g

• カロリー	• 脂質*	• 塩分
66kcal	**0.0**g	**5.0**g

素 材

……

調味料

いりごま
小さじ1 2g

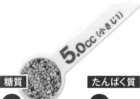

糖質	たんぱく質
0.1g	**0.4**g

• カロリー	• 脂質	• 塩分
12kcal	**1.0**g	**0.0**g

しょうがおろし
小さじ1 5g

糖質	たんぱく質
0.4g	**0.0**g

• カロリー	• 脂質	• 塩分
3kcal	**0.0**g	**0.0**g

カレー粉
小さじ1 2g

糖質	たんぱく質
0.6g	**0.2**g

• カロリー	• 脂質	• 塩分
7kcal	**0.2**g	**0.0**g

粒マスタード
小さじ1 5g

糖質	たんぱく質
0.6g	**0.3**g

• カロリー	• 脂質	• 塩分
11kcal	**0.8**g	**0.2**g

練りわさび
小さじ1/2 2.5g

糖質	たんぱく質
1.0g	**0.0**g

• カロリー	• 脂質*	• 塩分
7kcal	**0.3**g	**0.2**g

練りからし
小さじ1 5g

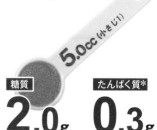

糖質	たんぱく質*
2.0g	**0.3**g

• カロリー	• 脂質	• 塩分
16kcal	**0.7**g	**0.4**g

にんにくおろし
小さじ1 6g

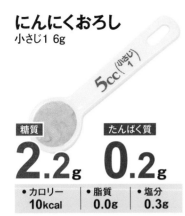

糖質	たんぱく質
2.2g	**0.2**g

・カロリー	・脂質	・塩分
10kcal	0.0g	0.3g

ポン酢
18g

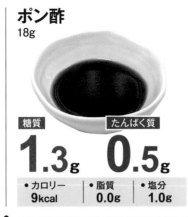

糖質	たんぱく質
1.3g	**0.5**g

・カロリー	・脂質	・塩分
9kcal	0.0g	1.0g

ケチャップ
大さじ1 18g

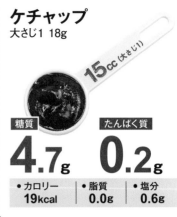

糖質	たんぱく質
4.7g	**0.2**g

・カロリー	・脂質	・塩分
19kcal	0.0g	0.6g

カレールウ
1かけ 20g

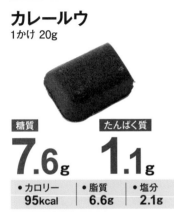

糖質	たんぱく質
7.6g	**1.1**g

・カロリー	・脂質	・塩分
95kcal	6.6g	2.1g

本みりん
大さじ1 18g

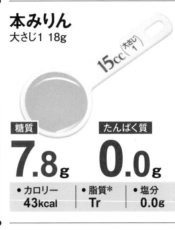

糖質	たんぱく質
7.8g	**0.0**g

・カロリー	・脂質*	・塩分
43kcal	Tr	0.0g

焼き肉のたれ （しょうゆ）
30g

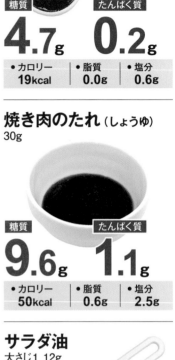

糖質	たんぱく質
9.6g	**1.1**g

・カロリー	・脂質	・塩分
50kcal	0.6g	2.5g

みりん風調味料
大さじ1 18g

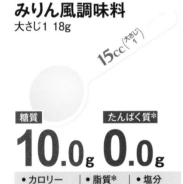

糖質	たんぱく質*
10.0g	**0.0**g

・カロリー	・脂質*	・塩分
41kcal	0.0g	0.0g

マヨネーズ （全卵型）
大さじ1 12g

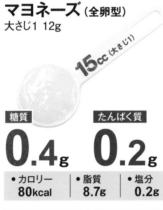

糖質	たんぱく質
0.4g	**0.2**g

・カロリー	・脂質	・塩分
80kcal	8.7g	0.2g

サラダ油
大さじ1 12g

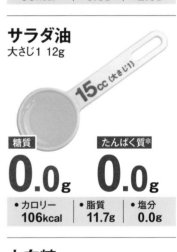

糖質	たんぱく質*
0.0g	**0.0**g

・カロリー	・脂質	・塩分
106kcal	11.7g	0.0g

バター （有塩）
8g

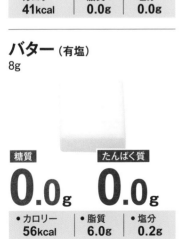

糖質	たんぱく質
0.0g	**0.0**g

・カロリー	・脂質	・塩分
56kcal	6.0g	0.2g

三温糖
大さじ1 9g

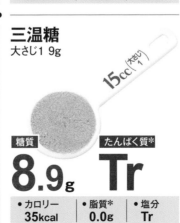

糖質	たんぱく質*
8.9g	**Tr**

・カロリー	・脂質*	・塩分
35kcal	0.0g	Tr

上白糖
大さじ1 9g

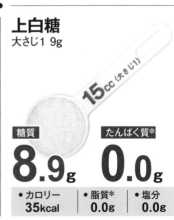

糖質	たんぱく質*
8.9g	**0.0**g

・カロリー	・脂質*	・塩分
35kcal	0.0g	0.0g

Part 4

間食・
ドリンク

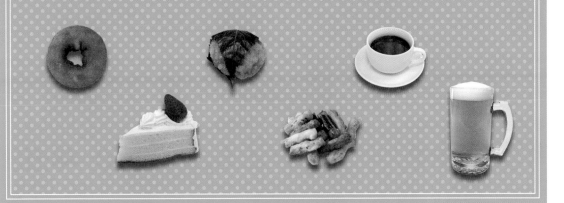

間食・
ドリンク

間食

するめ
15g

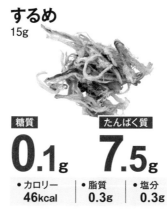

糖質 **0.1**g **たんぱく質** **7.5**g

- カロリー **46**kcal
- 脂質 **0.3**g
- 塩分 **0.3**g

チョコレート
1個 5g

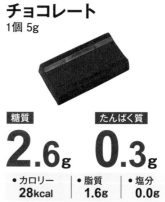

糖質 **2.6**g **たんぱく質** **0.3**g

- カロリー **28**kcal
- 脂質 **1.6**g
- 塩分 **0.0**g

ポテトチップス
15g

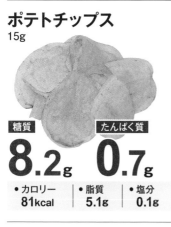

糖質 **8.2**g **たんぱく質** **0.7**g

- カロリー **81**kcal
- 脂質 **5.1**g
- 塩分 **0.1**g

コーヒーゼリー（ミルク）
1個 85g

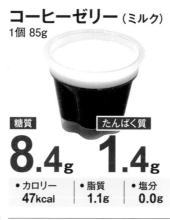

糖質 **8.4**g **たんぱく質** **1.4**g

- カロリー **47**kcal
- 脂質 **1.1**g
- 塩分 **0.0**g

プレッツェル
13g

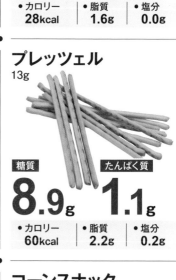

糖質 **8.9**g **たんぱく質** **1.1**g

- カロリー **60**kcal
- 脂質 **2.2**g
- 塩分 **0.2**g

プレーンクラッカー
4枚 15g

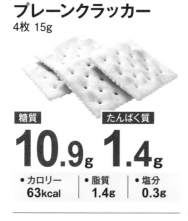

糖質 **10.9**g **たんぱく質** **1.4**g

- カロリー **63**kcal
- 脂質 **1.4**g
- 塩分 **0.3**g

クラッカー
6枚 20g

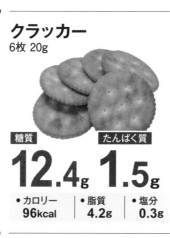

糖質 **12.4**g **たんぱく質** **1.5**g

- カロリー **96**kcal
- 脂質 **4.2**g
- 塩分 **0.3**g

コーンスナック
20g

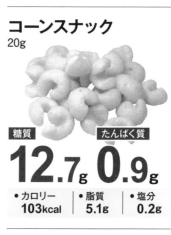

糖質 **12.7**g **たんぱく質** **0.9**g

- カロリー **103**kcal
- 脂質 **5.1**g
- 塩分 **0.2**g

ビスケット
3枚 18g

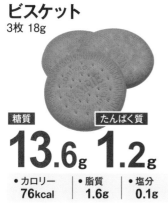

糖質 **13.6**g **たんぱく質** **1.2**g

- カロリー **76**kcal
- 脂質 **1.6**g
- 塩分 **0.1**g

ワッフル
1個 40g

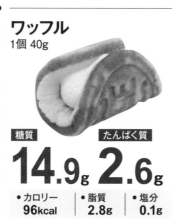

糖質 **14.9**g **たんぱく質** **2.6**g

- カロリー **96**kcal
- 脂質 **2.8**g
- 塩分 **0.1**g

ティラミス
1個 90g

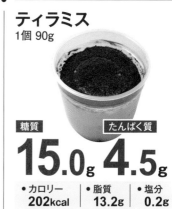

糖質 **15.0**g **たんぱく質** **4.5**g

- カロリー **202**kcal
- 脂質 **13.2**g
- 塩分 **0.2**g

プリン
1個 110g

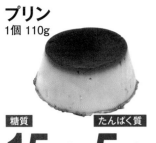

糖質 **15.4g** たんぱく質 **5.8g**

・カロリー	・脂質	・塩分
128kcal	5.0g	0.2g

ゼリー
1個 80g

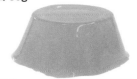

糖質 **15.6g** たんぱく質 **1.3g**

・カロリー	・脂質	・塩分
63kcal	0.1g	Tr

シャーベット
1個 60g

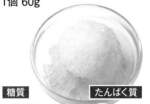

糖質 **17.2g** たんぱく質 **0.0g**

・カロリー	・脂質	・塩分
77kcal	0.6g	0.0g

スイートポテト
1個 60g

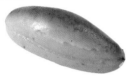

糖質 **18.2g** たんぱく質 **1.1g**

・カロリー	・脂質	・塩分
114kcal	3.5g	0.3g

杏仁豆腐
1個 200g

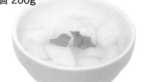

糖質 **18.4g** たんぱく質 **2.8g**

・カロリー	・脂質	・塩分
210kcal	14.0g	0.1g

クッキー
3枚 30g

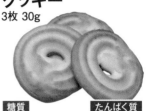

糖質 **18.4g** たんぱく質 **1.6g**

・カロリー	・脂質	・塩分
153kcal	7.2g	0.2g

チョコクッキー
3枚 36g

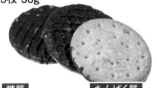

糖質 **21.9g** たんぱく質 **2.2g**

・カロリー	・脂質	・塩分
176kcal	8.3g	0.1g

アイスクリーム
1個 100g

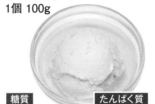

糖質 **22.1g** たんぱく質 **2.7g**

・カロリー	・脂質	・塩分
217kcal	14.1g	0.2g

チーズケーキ
1個 100g

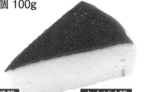

糖質 **23.1g** たんぱく質 **7.9g**

・カロリー	・脂質	・塩分
299kcal	19.3g	0.5g

ソフトクリーム
1個 120g

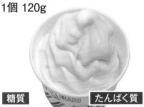

糖質 **24.1g** たんぱく質 **4.0g**

・カロリー	・脂質	・塩分
175kcal	6.7g	0.2g

ロールケーキ
1切れ 70g

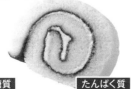

糖質 **28.3g** たんぱく質 **4.3g**

・カロリー	・脂質	・塩分
220kcal	10.3g	0.1g

シュークリーム
1個 100g

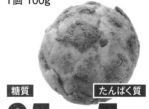

糖質 **25.2g** たんぱく質 **5.3g**

・カロリー	・脂質	・塩分
223kcal	10.4g	0.2g

間食・ドリンク … 間食

ドーナツ
1個 50g

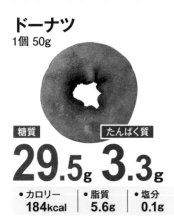

糖質	たんぱく質
29.5g	**3.3**g

●カロリー	●脂質	●塩分
184kcal	5.6g	0.1g

バウムクーヘン
1切れ 90g

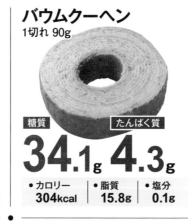

糖質	たんぱく質
34.1g	**4.3**g

●カロリー	●脂質	●塩分
304kcal	15.8g	0.1g

アップルパイ
1個 110g

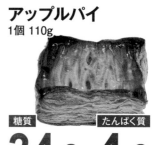

糖質	たんぱく質
34.8g	**4.0**g

●カロリー	●脂質	●塩分
323kcal	17.6g	0.8g

ショートケーキ
1個 115g

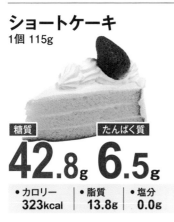

糖質	たんぱく質
42.8g	**6.5**g

●カロリー	●脂質	●塩分
323kcal	13.8g	0.0g

モンブラン
1個 120g

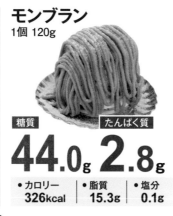

糖質	たんぱく質
44.0g	**2.8**g

●カロリー	●脂質	●塩分
326kcal	15.3g	0.1g

チョコケーキ
1個 150g

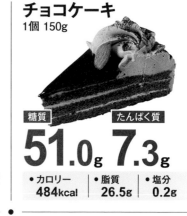

糖質	たんぱく質
51.0g	**7.3**g

●カロリー	●脂質	●塩分
484kcal	26.5g	0.2g

フルーツタルト
1個 200g

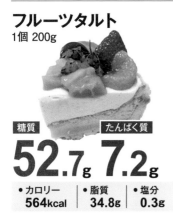

糖質	たんぱく質
52.7g	**7.2**g

●カロリー	●脂質	●塩分
564kcal	34.8g	0.3g

ホットケーキ
2枚 120g

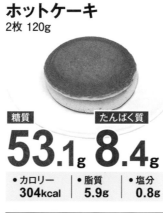

糖質	たんぱく質
53.1g	**8.4**g

●カロリー	●脂質	●塩分
304kcal	5.9g	0.8g

甘栗
3個 25g

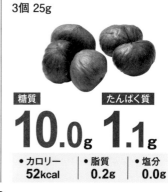

糖質	たんぱく質
10.0g	**1.1**g

●カロリー	●脂質	●塩分
52kcal	0.2g	0.0g

せんべい
2枚 13g

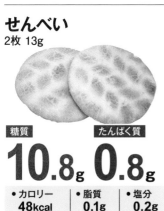

糖質	たんぱく質
10.8g	**0.8**g

●カロリー	●脂質	●塩分
48kcal	0.1g	0.2g

あられ
20g

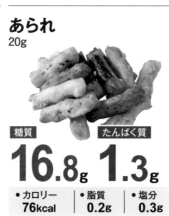

糖質	たんぱく質
16.8g	**1.3**g

●カロリー	●脂質	●塩分
76kcal	0.2g	0.3g

ようかん
1個 50g

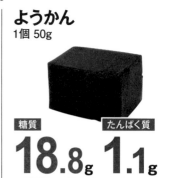

糖質	たんぱく質
18.8g	**1.1**g

●カロリー	●脂質	●塩分
84kcal	0.1g	0.1g

かりんとう
30g

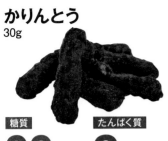

糖質	たんぱく質
22.1g	**2.1g**

・カロリー	・脂質	・塩分
126kcal	3.3g	Tr

桜餅（関西風）
1個 50g

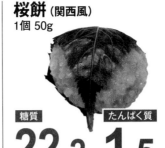

糖質	たんぱく質
22.2g	**1.5g**

・カロリー	・脂質	・塩分
98kcal	0.1g	0.1g

もなか
1個 40g

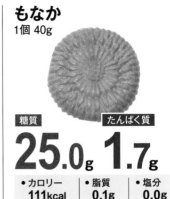

糖質	たんぱく質
25.0g	**1.7g**

・カロリー	・脂質	・塩分
111kcal	0.1g	0.0g

桜餅（関東風）
1個 50g

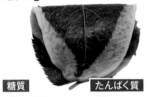

糖質	たんぱく質
25.8g	**2.0g**

・カロリー	・脂質	・塩分
118kcal	0.1g	0.1g

みたらしだんご
1本 60g

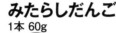
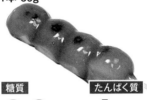

糖質	たんぱく質
26.7g	**1.6g**

・カロリー	・脂質	・塩分
116kcal	0.2g	0.4g

カステラ
1切れ 50g

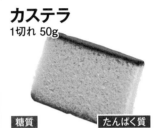

糖質	たんぱく質
30.6g	**3.3g**

・カロリー	・脂質	・塩分
156kcal	2.1g	0.1g

あんつき串だんご
1本 70g

糖質	たんぱく質
31.0g	**2.3g**

・カロリー	・脂質	・塩分
139kcal	0.3g	0.1g

わらびもち
150g

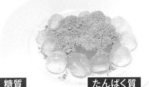

糖質	たんぱく質
39.3g	**3.4g**

・カロリー	・脂質	・塩分
200kcal	2.5g	0.2g

たい焼き
1個 85g

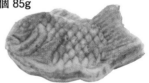

糖質	たんぱく質
39.9g	**3.5g**

・カロリー	・脂質	・塩分
184kcal	0.8g	0.1g

どら焼き
1個 80g

糖質	たんぱく質
44.8g	**4.9g**

・カロリー	・脂質	・塩分
234kcal	2.2g	0.3g

大福
1個 100g

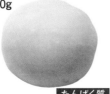

糖質	たんぱく質
51.4g	**4.1g**

・カロリー	・脂質	・塩分
223kcal	0.3g	0.1g

ぜんざい
1個 200g

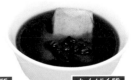

糖質	たんぱく質
59.5g	**4.5g**

・カロリー	・脂質	・塩分
263kcal	0.4g	0.1g

間食・
ドリンク
● ● ●

ソフト
ドリンク

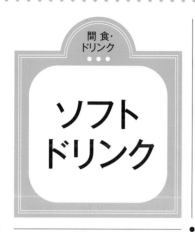

ウーロン茶
1杯 150㎖

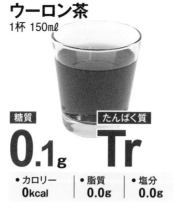

糖質 **0.1**g ／ たんぱく質 **Tr**

・カロリー **0**kcal ｜ ・脂質 **0.0**g ｜ ・塩分 **0.0**g

ほうじ茶
1杯 150㎖

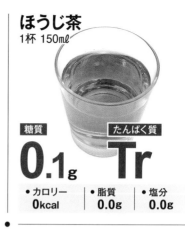

糖質 **0.1**g ／ たんぱく質 **Tr**

・カロリー **0**kcal ｜ ・脂質 **0.0**g ｜ ・塩分 **0.0**g

せん茶
1杯 150㎖

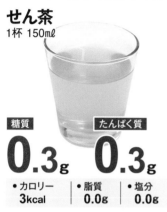

糖質 **0.3**g ／ たんぱく質 **0.3**g

・カロリー **3**kcal ｜ ・脂質 **0.0**g ｜ ・塩分 **0.0**g

麦茶
1杯 150㎖

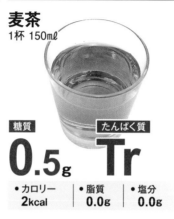

糖質 **0.5**g ／ たんぱく質 **Tr**

・カロリー **2**kcal ｜ ・脂質 **0.0**g ｜ ・塩分 **0.0**g

紅茶 (ストレート)
1杯 150㎖

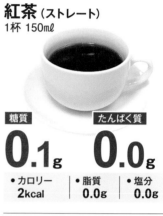

糖質 **0.1**g ／ たんぱく質 **0.0**g

・カロリー **2**kcal ｜ ・脂質 **0.0**g ｜ ・塩分 **0.0**g

紅茶 (砂糖)
1杯 150㎖、砂糖 3g

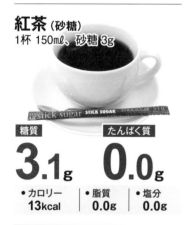

糖質 **3.1**g ／ たんぱく質 **0.0**g

・カロリー **13**kcal ｜ ・脂質 **0.0**g ｜ ・塩分 **0.0**g

紅茶 (砂糖・ミルク)
1杯 150㎖、砂糖 3g、クリーム 5g

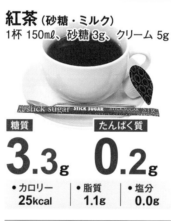

糖質 **3.3**g ／ たんぱく質 **0.2**g

・カロリー **25**kcal ｜ ・脂質 **1.1**g ｜ ・塩分 **0.0**g

アイスティー (砂糖・ミルク)
1杯 200㎖、ガムシロップ 13g、クリーム 5g

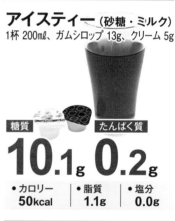

糖質 **10.1**g ／ たんぱく質 **0.2**g

・カロリー **50**kcal ｜ ・脂質 **1.1**g ｜ ・塩分 **0.0**g

コーヒー (ブラック)
1杯 150㎖

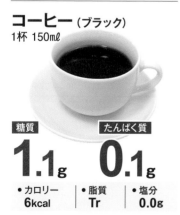

糖質 **1.1**g ／ たんぱく質 **0.1**g

・カロリー **6**kcal ｜ ・脂質 **Tr** ｜ ・塩分 **0.0**g

コーヒー (砂糖)
1杯 150㎖、砂糖 3g

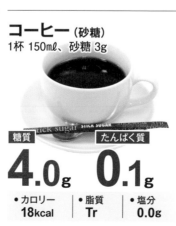

糖質 **4.0**g ／ たんぱく質 **0.1**g

・カロリー **18**kcal ｜ ・脂質 **Tr** ｜ ・塩分 **0.0**g

コーヒー (砂糖・ミルク)
1杯 150㎖、砂糖 3g、クリーム 5g

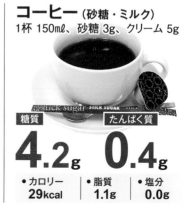

糖質 **4.2**g ／ たんぱく質 **0.4**g

・カロリー **29**kcal ｜ ・脂質 **1.1**g ｜ ・塩分 **0.0**g

アイスコーヒ（ブラック）
1杯 200㎖

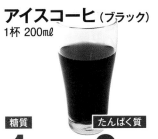

糖質	たんぱく質
1.4g	**0.2**g

・カロリー	・脂質	・塩分
8kcal	Tr	0.0g

アイスコーヒー（砂糖）
1杯 200㎖、ガムシロップ 13g

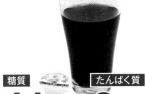

糖質	たんぱく質
11.2g	**0.2**g

・カロリー	・脂質	・塩分
45kcal	Tr	0.0g

アイスコーヒー（砂糖・ミルク）
1杯 200㎖、ガムシロップ 13g、クリーム 5g

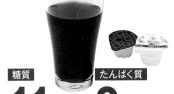

糖質	たんぱく質
11.3g	**0.4**g

・カロリー	・脂質	・塩分
56kcal	1.1g	0.0g

カフェオレ
1杯 200㎖

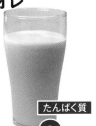

糖質	たんぱく質
5.5g	**3.1**g

・カロリー	・脂質	・塩分
65kcal	3.5g	0.1g

野菜ジュース
1杯 200㎖

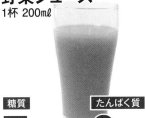

糖質	たんぱく質
7.6g	**0.0**g

・カロリー	・脂質	・塩分
42kcal	0.0g	Tr

スポーツドリンク
1杯 200㎖

糖質	たんぱく質
10.2g	**0.0**g

・カロリー	・脂質	・塩分
42kcal	0.0g	0.2g

ココア
1杯 150㎖

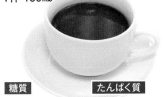

糖質	たんぱく質
10.7g	**3.7**g

・カロリー	・脂質	・塩分
100kcal	4.5g	0.1g

ぶどうジュース（濃縮還元）
1杯 150㎖

糖質	たんぱく質
16.8g	**0.5**g

・カロリー	・脂質	・塩分
69kcal	0.1g	0.0g

オレンジジュース
1杯 200㎖

糖質	たんぱく質
21.4g	**1.0**g

・カロリー	・脂質	・塩分
90kcal	0.0g	0.0g

コーラ
1杯 200㎖

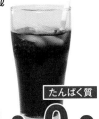

糖質	たんぱく質
22.8g	**0.0**g

・カロリー	・脂質	・塩分
92kcal	0.0g	0.0g

りんごジュース
1杯 200㎖

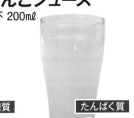

糖質	たんぱく質
22.8g	**0.0**g

・カロリー	・脂質	・塩分
92kcal	0.0g	0.0g

ヨーグルトドリンク
1杯 200㎖

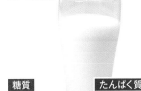

糖質	たんぱく質
24.4g	**5.2**g

・カロリー	・脂質	・塩分
128kcal	1.0g	0.2g

アルコール

ウイスキー
1杯 60ml

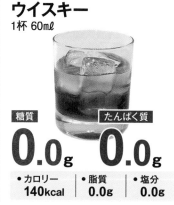

糖質	たんぱく質
0.0g	0.0g

• カロリー	• 脂質	• 塩分
140kcal	0.0g	0.0g

焼酎（ロック）
1杯 60ml

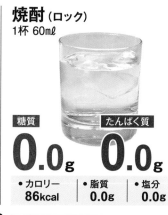

糖質	たんぱく質
0.0g	0.0g

• カロリー	• 脂質	• 塩分
86kcal	0.0g	0.0g

ブランデー
1杯 60ml

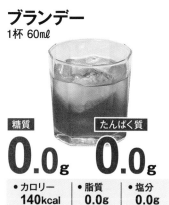

糖質	たんぱく質
0.0g	0.0g

• カロリー	• 脂質	• 塩分
140kcal	0.0g	0.0g

ジン
1杯 50ml

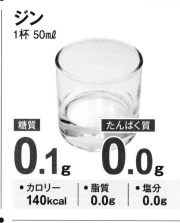

糖質	たんぱく質
0.1g	0.0g

• カロリー	• 脂質	• 塩分
140kcal	0.0g	0.0g

酎ハイ
1杯 200ml

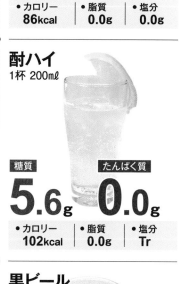

糖質	たんぱく質
5.6g	0.0g

• カロリー	• 脂質	• 塩分
102kcal	0.0g	Tr

赤ワイン
1杯 100ml

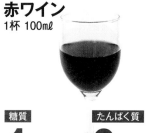
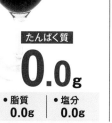

糖質	たんぱく質
1.5g	0.0g

• カロリー	• 脂質	• 塩分
68kcal	0.0g	0.0g

白ワイン
1杯 100ml

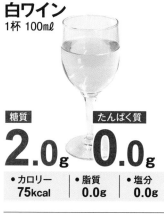

糖質	たんぱく質
2.0g	0.0g

• カロリー	• 脂質	• 塩分
75kcal	0.0g	0.0g

黒ビール
1杯 180ml

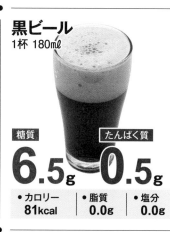

糖質	たんぱく質
6.5g	0.5g

• カロリー	• 脂質	• 塩分
81kcal	0.0g	0.0g

日本酒
1杯 180ml

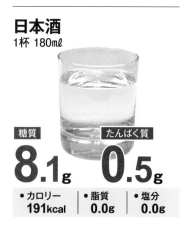

糖質	たんぱく質
8.1g	0.5g

• カロリー	• 脂質	• 塩分
191kcal	0.0g	0.0g

梅酒（ロック）
1杯 60ml

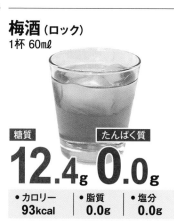

糖質	たんぱく質
12.4g	0.0g

• カロリー	• 脂質	• 塩分
93kcal	0.0g	0.0g

ビール（中ジョッキ）
1杯 500ml

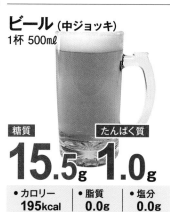

糖質	たんぱく質
15.5g	1.0g

• カロリー	• 脂質	• 塩分
195kcal	0.0g	0.0g

市販食品

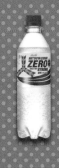
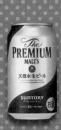
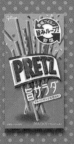
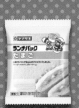

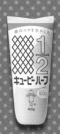

市販食品は、カテゴリーごとに糖質の少ない順に掲載しています
糖質に＊のある商品は、炭水化物量を糖質量として記載しています

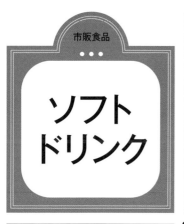

ソフトドリンク

市販食品

三ツ矢サイダーゼロストロング
500㎖（アサヒ飲料）

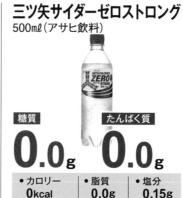

糖質	たんぱく質
0.0g	**0.0**g

・カロリー	・脂質	・塩分
0kcal	0.0g	0.15g

アーモンド効果 砂糖不使用
200㎖（江崎グリコ）

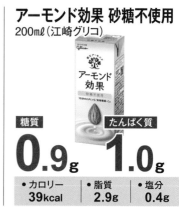

糖質	たんぱく質
0.9g	**1.0**g

・カロリー	・脂質	・塩分
39kcal	2.9g	0.4g

キリン メッツ プラス レモンスカッシュ
480㎖（キリンビバレッジ）

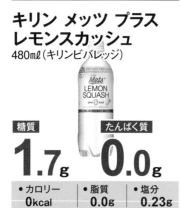

糖質	たんぱく質
1.7g	**0.0**g

・カロリー	・脂質	・塩分
0kcal	0.0g	0.23g

おいしい無調整豆乳
200㎖（キッコーマンソイフーズ）

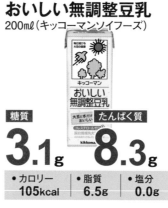

糖質	たんぱく質
3.1g	**8.3**g

・カロリー	・脂質	・塩分
105kcal	6.5g	0.0g

カゴメ糖質オフ野菜ジュース
200㎖（カゴメ）

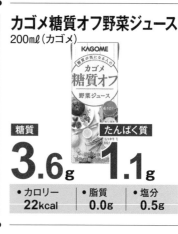

糖質	たんぱく質
3.6g	**1.1**g

・カロリー	・脂質	・塩分
22kcal	0.0g	0.5g

FIRE 挽きたて微糖
185g（キリンビバレッジ）

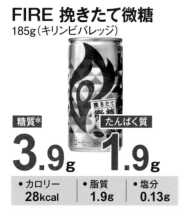

糖質※	たんぱく質
3.9g	**1.9**g

・カロリー	・脂質	・塩分
28kcal	1.9g	0.13g

調製豆乳
200㎖（キッコーマンソイフーズ）

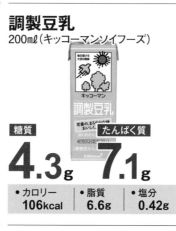

糖質	たんぱく質
4.3g	**7.1**g

・カロリー	・脂質	・塩分
106kcal	6.6g	0.42g

カゴメ野菜ジュース食塩無添加
160g（カゴメ）

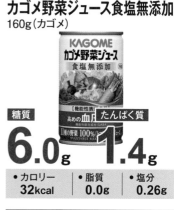

糖質	たんぱく質
6.0g	**1.4**g

・カロリー	・脂質	・塩分
32kcal	0.0g	0.26g

（ザバス）MILK PROTEIN ＋SOY カフェラテ風味
200㎖（明治）

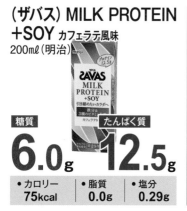

糖質	たんぱく質
6.0g	**12.5**g

・カロリー	・脂質	・塩分
75kcal	0.0g	0.29g

カゴメトマトジュース 食塩無添加
200㎖（カゴメ）

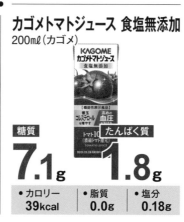

糖質	たんぱく質
7.1g	**1.8**g

・カロリー	・脂質	・塩分
39kcal	0.0g	0.18g

アーモンド効果 3種のナッツ
200㎖（江崎グリコ）

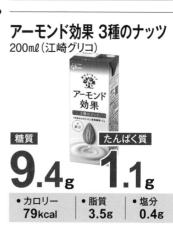

糖質	たんぱく質
9.4g	**1.1**g

・カロリー	・脂質	・塩分
79kcal	3.5g	0.4g

※キリンビバレッジの一部の商品の数値は編集部で算出しています

（ザバス）MILK PROTEIN 脂肪0 ココア風味
200mℓ（明治）

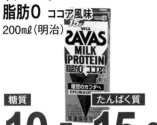

糖質	たんぱく質
10.5g	**15.0g**

・カロリー	・脂質	・塩分
103kcal	0.0g	0.26g

（ザバス）MILK PROTEIN 脂肪0 バナナ風味
200mℓ（明治）

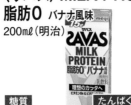

糖質	たんぱく質
10.5g	**15.0g**

・カロリー	・脂質	・塩分
103kcal	0.0g	0.26g

ワンダ モーニングショット
185g（アサヒ飲料）

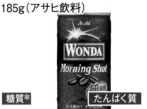

糖質*	たんぱく質
12.5g	**1.1g**

・カロリー	・脂質	・塩分
63kcal	0.9g	0.19g

1日分の野菜
200mℓ（伊藤園）

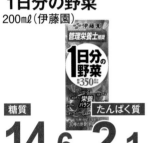

糖質	たんぱく質
14.6g	**2.1g**

・カロリー	・脂質	・塩分
71kcal	0.0g	0.58g

野菜生活100 オリジナル
200mℓ（カゴメ）

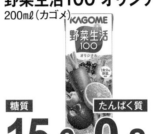

糖質	たんぱく質
15.6g	**0.8g**

・カロリー	・脂質	・塩分
68kcal	0.0g	0.4g

充実野菜 緑黄色野菜ミックス
200mℓ（伊藤園）

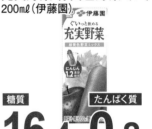

糖質	たんぱく質
16.4g	**0.8g**

・カロリー	・脂質	・塩分
72kcal	0.0g	0.34g

せんい野菜
200mℓ（伊藤園）

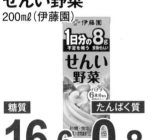

糖質	たんぱく質
16.6g	**0.8g**

・カロリー	・脂質	・塩分
88kcal	0.0g	0.32g

ネクターピーチ
250g（不二家）

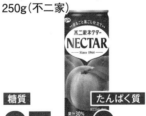

糖質	たんぱく質
27.6g	**0.5g**

・カロリー	・脂質	・塩分
114kcal	0.0g	Tr

キリンレモン
450mℓ（キリンビバレッジ）

糖質*	たんぱく質
37.3g	**0.0g**

・カロリー	・脂質	・塩分
149kcal	0.0g	0.27g

キリン 世界のKitchenから ソルティライチ
500mℓ（キリンビバレッジ）

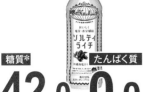

糖質*	たんぱく質
42.0g	**0.0g**

・カロリー	・脂質	・塩分
170kcal	0.0g	0.55g

三ツ矢サイダー
500mℓ（アサヒ飲料）

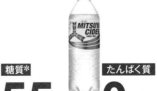

糖質*	たんぱく質
55.0g	**0.0g**

・カロリー	・脂質	・塩分
210kcal	0.0g	0.15g

カルピスウォーター
500mℓ（アサヒ飲料）

糖質*	たんぱく質
55.0g	**1.5g**

・カロリー	・脂質	・塩分
230kcal	0.0g	0.2g

市販食品

アルコール

アサヒ スタイルフリー〈生〉
350㎖（アサヒビール）

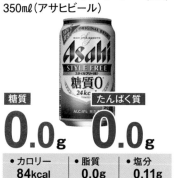

糖質 **0.0**g　たんぱく質 **0.0**g

●カロリー	●脂質	●塩分
84kcal	0.0g	0.11g

キリン 淡麗プラチナダブル
350㎖（キリンビール）

糖質 **0.0**g　たんぱく質 **0.4**g

●カロリー	●脂質	●塩分
109kcal	0.0g	0.0g

角 ハイボール
350㎖（サントリー）

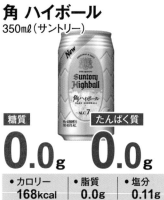

糖質 **0.0**g　たんぱく質 **0.0**g

●カロリー	●脂質	●塩分
168kcal	0.0g	0.11g

−196℃ ストロングゼロ
〈ダブルレモン〉
350㎖（サントリー）

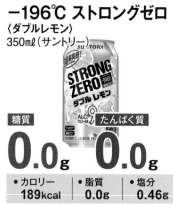

糖質 **0.0**g　たんぱく質 **0.0**g

●カロリー	●脂質	●塩分
189kcal	0.0g	0.46g

金麦〈糖質75％オフ〉
350㎖（サントリー）

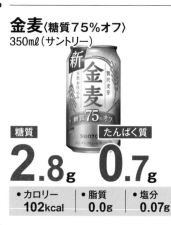

糖質 **2.8**g　たんぱく質 **0.7**g

●カロリー	●脂質	●塩分
102kcal	0.0g	0.07g

サッポロ GOLD STAR
350㎖（サッポロビール）

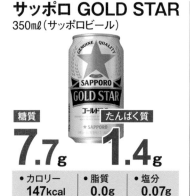

糖質 **7.7**g　たんぱく質 **1.4**g

●カロリー	●脂質	●塩分
147kcal	0.0g	0.07g

キリン 一番搾り生ビール
350㎖（キリンビール）

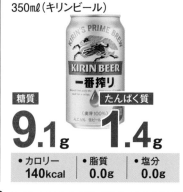

糖質 **9.1**g　たんぱく質 **1.4**g

●カロリー	●脂質	●塩分
140kcal	0.0g	0.0g

キリン のどごし〈生〉
350㎖（キリンビール）

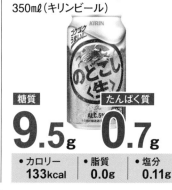

糖質 **9.5**g　たんぱく質 **0.7**g

●カロリー	●脂質	●塩分
133kcal	0.0g	0.11g

クリアアサヒ
350㎖（アサヒビール）

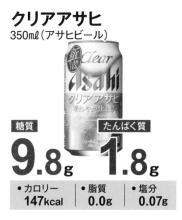

糖質 **9.8**g　たんぱく質 **1.8**g

●カロリー	●脂質	●塩分
147kcal	0.0g	0.07g

サッポロ生ビール黒ラベル
350㎖（サッポロビール）

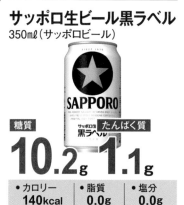

糖質 **10.2**g　たんぱく質 **1.1**g

●カロリー	●脂質	●塩分
140kcal	0.0g	0.0g

キリン ラガービール
350㎖（キリンビール）

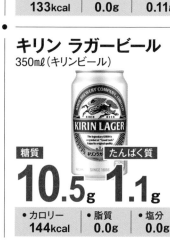

糖質 **10.5**g　たんぱく質 **1.1**g

●カロリー	●脂質	●塩分
144kcal	0.0g	0.0g

　※キリンビールの一部の商品、サントリーの商品の数値は編集部で算出しています

ヱビスビール
350㎖（サッポロビール）

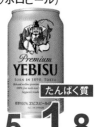

糖質	たんぱく質
10.5g	**1.8**g

・カロリー	・脂質	・塩分
147kcal	0.0g	0.0g

アサヒ スーパードライ
350㎖（アサヒビール）

糖質	たんぱく質
10.5g	**1.4**g

・カロリー	・脂質	・塩分
147kcal	0.0g	0.07g

金麦
350㎖（サントリー）

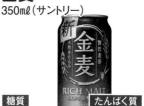

糖質	たんぱく質
11.2g	**1.1**g

・カロリー	・脂質	・塩分
151kcal	0.0g	0.07g

アサヒ ザ・リッチ
350㎖（アサヒビール）

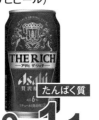

糖質	たんぱく質
11.9g	**1.1**g

・カロリー	・脂質	・塩分
179kcal	0.0g	0.07g

サッポロ 麦とホップ
350㎖（サッポロビール）

糖質	たんぱく質
12.3g	**1.4**g

・カロリー	・脂質	・塩分
158kcal	0.0g	0.07g

ザ・プレミアム・モルツ
350㎖（サントリー）

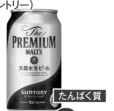

糖質	たんぱく質
12.6g	**2.1**g

・カロリー	・脂質	・塩分
165kcal	0.0g	0.07g

アサヒ 贅沢搾り
グレープフルーツ
350㎖（アサヒビール）

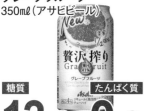

糖質	たんぱく質
13.3g	**0.0**g

・カロリー	・脂質	・塩分
144kcal	0.0g	0.1g

サッポロ ニッポンの
シン・レモンサワー
350㎖（サッポロビール）

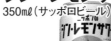

糖質	たんぱく質
14.0g	**0.0**g

・カロリー	・脂質	・塩分
154kcal	0.0g	0.28g

サッポロ 男梅サワー
350㎖（サッポロビール）

糖質	たんぱく質
16.5g	**0.0**g

・カロリー	・脂質	・塩分
165kcal	0.0g	0.42g

ほろよい〈白いサワー〉
350㎖（サントリー）

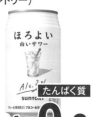

糖質	たんぱく質
33.4g	**0.0**g

・カロリー	・脂質	・塩分
200kcal	0.0g	0.25g

アサヒ ドライゼロ
350㎖（アサヒビール）

ノンアルコール

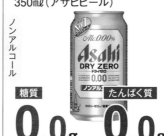

糖質	たんぱく質
0.0g	**0.0**g

・カロリー	・脂質	・塩分
0kcal	0.0g	0.14g

キリン カラダFREE
350㎖（キリンビール）

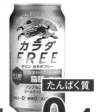

糖質	たんぱく質
1.7g	**0.4**g

・カロリー	・脂質	・塩分
0kcal	0.0g	0.1g

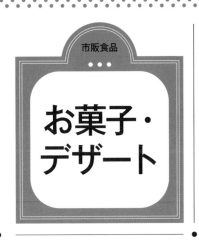

お菓子・デザート

市販食品

ポスカ クリアミント エコパウチ
75g（江崎グリコ）6粒あたり

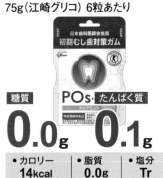

糖質	たんぱく質
0.0g	**0.1**g

●カロリー	●脂質	●塩分
14kcal	0.0g	Tr

糖質を考えたプチシュークリーム
6個入（モンテール）1個あたり

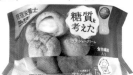

糖質	たんぱく質
1.3g	**0.5**g

●カロリー	●脂質	●塩分
27kcal	2.2g	0.02g

ダース＜ミルク＞
12粒（森永製菓）1粒あたり

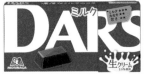

糖質*	たんぱく質
2.0g	**0.3**g

●カロリー	●脂質	●塩分
23kcal	1.5g	Tr

チーズおかき
85g（ブルボン）1枚あたり

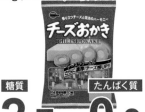

糖質	たんぱく質
2.7g	**0.3**g

●カロリー	●脂質	●塩分
17kcal	0.5g	0.06g

ピノ
10mℓ×6粒（森永乳業）1粒あたり

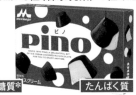

糖質*	たんぱく質
2.9g	**0.4**g

●カロリー	●脂質	●塩分
31kcal	2.0g	0.01g

カーボバランス ベイクドチーズケーキ
6個入（ブルボン）1個あたり

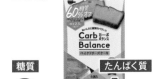

糖質	たんぱく質
2.9g	**1.5**g

●カロリー	●脂質	●塩分
69kcal	5.0g	0.1g

ミルキー袋
108g（不二家）1粒あたり

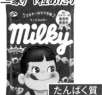

糖質*	たんぱく質
3.0g	**0.1**g

●カロリー	●脂質	●塩分
15kcal	0.3g	0.02g

糖質を考えたプチエクレア
3個入（モンテール）1個あたり

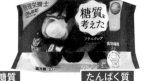

糖質	たんぱく質
3.1g	**0.9**g

●カロリー	●脂質	●塩分
59kcal	4.6g	0.04g

カーボバランス 濃厚きなこウエハース
（ブルボン）2枚×1袋あたり

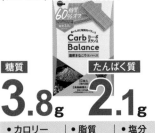

糖質	たんぱく質
3.8g	**2.1**g

●カロリー	●脂質	●塩分
88kcal	6.4g	0.04g

カーボバランス チョコチップクッキー
（ブルボン）2枚×1袋あたり

糖質	たんぱく質
3.7g	**1.7**g

●カロリー	●脂質	●塩分
85kcal	5.9g	0.1g

小枝＜ミルク＞
44本（4本×11袋）（森永製菓）1袋あたり

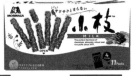

糖質*	たんぱく質
3.4g	**0.3**g

●カロリー	●脂質	●塩分
31kcal	1.8g	Tr

SUNAO ストロベリー＆ラズベリー
120ml（江崎グリコ）

糖質	たんぱく質
4.0g	**2.0**g

・カロリー	・脂質	・塩分
80kcal	6.2g	0.1g

マリー
21枚（森永製菓）1枚あたり

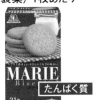

糖質*	たんぱく質
4.2g	**0.4**g

・カロリー	・脂質	・塩分
24kcal	0.6g	0.05g

SUNAO マカダミア＆アーモンド
120ml（江崎グリコ）

糖質	たんぱく質
4.3g	**2.3**g

・カロリー	・脂質	・塩分
110kcal	9.1g	0.2g

ルマンド
12本入（ブルボン）1本あたり

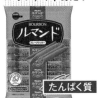

糖質	たんぱく質
5.2g	**0.4**g

・カロリー	・脂質	・塩分
37kcal	1.6g	0.02g

ホームパイ
38枚（19包）入（不二家）2枚1包あたり（推定値）

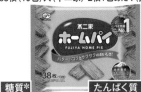

糖質*	たんぱく質
6.1g	**0.7**g

・カロリー	・脂質	・塩分
55kcal	3.1g	0.02g

カントリーマアム（贅沢チョコ）
16枚入（不二家）1枚あたり

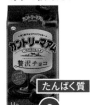

糖質*	たんぱく質
6.4g	**0.6**g

・カロリー	・脂質	・塩分
52kcal	2.7g	0.05g

バームロール
7本入り（ブルボン）1本あたり

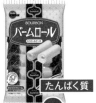

糖質	たんぱく質
6.9g	**0.7**g

・カロリー	・脂質	・塩分
67kcal	4.0g	0.06g

SUNAO チョコモナカ
82ml（江崎グリコ）

糖質	たんぱく質
7.7g	**2.6**g

・カロリー	・脂質	・塩分
110kcal	7.3g	0.1g

糖質を考えたどら焼・あんこ＆ホイップ
1個（モンテール）

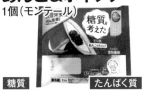

糖質	たんぱく質
8.9g	**4.0**g

・カロリー	・脂質	・塩分
136kcal	7.4g	0.3g

SUNAO チョコ＆バニラソフト
170ml（江崎グリコ）

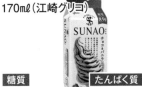

糖質	たんぱく質
8.9g	**2.7**g

・カロリー	・脂質	・塩分
120kcal	8.0g	0.14g

SUNAO チョコチップ＆発酵バター
2袋入（江崎グリコ）1袋あたり

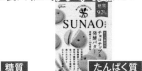

糖質	たんぱく質
9.2g	**2.4**g

・カロリー	・脂質	・塩分
142kcal	8.4g	0.23g

ミーノ そら豆 しお味
28g（カルビー）

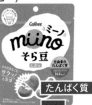

糖質	たんぱく質
10.8g	**7.7**g

・カロリー	・脂質	・塩分
164kcal	12.0g	0.3g

※ミーノ そら豆 しお味の糖質量は4.5〜たんぱく質量は4.0〜と幅がありますが、最大値を掲載しています

食後のデザート白桃
140g（ブルボン）

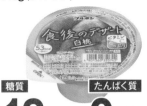

糖質	たんぱく質
12.8g	**0.1**g

・カロリー	・脂質	・塩分
53kcal	0.0g	0.06g

明治TANPACTチーズビスケット ミルクチョコレート
12枚（明治）1袋3枚あたり

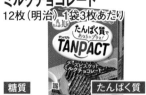

糖質	たんぱく質
13.2g	**3.9**g

・カロリー	・脂質	・塩分
138kcal	7.4g	0.48g

ビスコ
5枚×3パック（江崎グリコ）1パックあたり

糖質	たんぱく質
13.4g	**1.2**g

・カロリー	・脂質	・塩分
105kcal	4.9g	0.11g

カフェゼリー
100g、クリームシロップ10g（江崎グリコ）

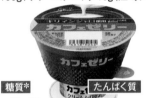

糖質*	たんぱく質
13.7g	**0.6**g

・カロリー	・脂質	・塩分
74kcal	1.9g	0.06g

栗原さんちのおすそわけ ミルク大好きパンナコッタ
85g（雪印メグミルク）

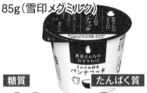

糖質	たんぱく質
13.9g	**2.5**g

・カロリー	・脂質	・塩分
144kcal	8.7g	0.09g

明治チョコレート効果 CACAOアイス
75mℓ（明治）

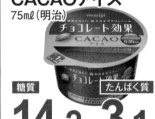

糖質	たんぱく質
14.2g	**3.1**g

・カロリー	・脂質	・塩分
141kcal	7.3g	0.02g

パピコ チョココーヒー
2本入（江崎グリコ）1本あたり

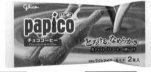

糖質*	たんぱく質
14.8g	**1.7**g

・カロリー	・脂質	・塩分
100kcal	3.8g	0.09g

生チーズのチーザ チェダーチーズ
40g（江崎グリコ）

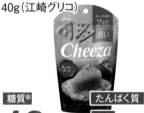

糖質*	たんぱく質
18.2g	**7.0**g

・カロリー	・脂質	・塩分
215kcal	12.7g	1.3g

プチポテトうすしお味
38g（ブルボン）

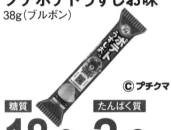

©プチクマ

糖質	たんぱく質
18.3g	**2.3**g

・カロリー	・脂質	・塩分
210kcal	13.8g	0.4g

おっとっと＜うすしお味＞
52g（26g×2袋）（森永製菓）1袋あたり

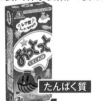

糖質*	たんぱく質
19.5g	**1.6**g

・カロリー	・脂質	・塩分
113kcal	3.2g	0.4g

プリッツ＜旨サラダ＞
69g（江崎グリコ）1パック34.5gあたり

糖質	たんぱく質
21.2g	**3.3**g

・カロリー	・脂質	・塩分
177kcal	7.9g	0.49g

PARM チョコレート
90mℓ（森永乳業）

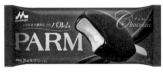

糖質*	たんぱく質
21.4g	**2.7**g

・カロリー	・脂質	・塩分
232kcal	15.6g	0.08g

ポッキーチョコレート
2袋入（江崎グリコ）1袋あたり

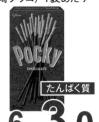

糖質	たんぱく質
22.6g	**3.0g**

・カロリー	・脂質	・塩分
182kcal	8.2g	0.16g

CREAM SWEETS プリン
110g（雪印メグミルク）

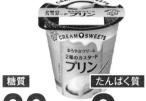

糖質	たんぱく質
22.8g	**2.3g**

・カロリー	・脂質	・塩分
179kcal	8.7g	0.14g

森永の焼プリン
140g（森永乳業）

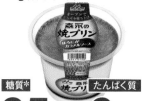

糖質*	たんぱく質
25.1g	**6.6g**

・カロリー	・脂質	・塩分
198kcal	7.9g	0.22g

さやえんどう しお味
61g（カルビー）

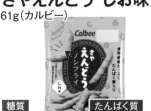

糖質	たんぱく質
25.6g	**10.5g**

・カロリー	・脂質	・塩分
293kcal	15.0g	0.9g

かるじゃが うましお味
41g（江崎グリコ）

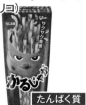

糖質*	たんぱく質
25.7g	**2.8g**

・カロリー	・脂質	・塩分
216kcal	11.3g	0.49g

アジア茶房 杏仁豆腐
140g（雪印メグミルク）

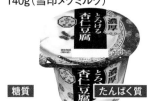

糖質	たんぱく質
25.9g	**3.8g**

・カロリー	・脂質	・塩分
180kcal	6.7g	0.16g

ジャイアントコーン チョコナッツ
140ml（江崎グリコ）

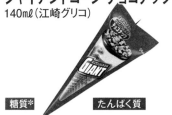

糖質*	たんぱく質
26.9g	**3.7g**

・カロリー	・脂質	・塩分
282kcal	17.7g	0.1g

MOW（モウ）バニラ
140ml（森永乳業）

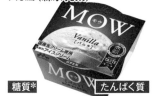

糖質*	たんぱく質
28.9g	**4.3g**

・カロリー	・脂質	・塩分
225kcal	10.2g	0.12g

とろ～りクリームonプリン
210g（江崎グリコ）

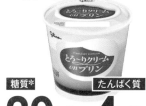

糖質*	たんぱく質
29.1g	**4.0g**

・カロリー	・脂質	・塩分
205kcal	8.1g	0.29g

ふわふわスフレ（ホイップカスタード）
（山崎製パン）

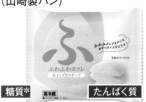

糖質*	たんぱく質
29.5g	**4.0g**

・カロリー	・脂質	・塩分
238kcal	11.6g	0.2g

フルティシエ ちょっと贅沢 ミックス
190g（マルハニチロ）

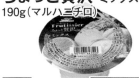

糖質*	たんぱく質
32.8g	**0.2g**

・カロリー	・脂質	・塩分
137kcal	0.5g	0.2g

北海道あずきバー
80ml（井村屋）

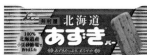

糖質*	たんぱく質
33.2g	**2.9g**

・カロリー	・脂質	・塩分
147kcal	0.3g	0.1g

フルティシエ ちょっと贅沢 みかん
190g（マルハニチロ）

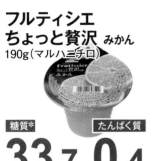

糖質*	たんぱく質
33.7g	**0.4g**

•カロリー	•脂質	•塩分
136kcal	0.0g	0.3g

ミニ ようかん 小倉
58g（井村屋）

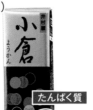

糖質*	たんぱく質
38.3g	**2.1g**

•カロリー	•脂質	•塩分
162kcal	0.0g	0.04g

ミニ ようかん 煉
58g（井村屋）

糖質*	たんぱく質
38.3g	**2.0g**

•カロリー	•脂質	•塩分
161kcal	0.0g	0.04g

ミニ ようかん 抹茶
58g（井村屋）

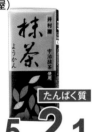

糖質*	たんぱく質
38.5g	**2.1g**

•カロリー	•脂質	•塩分
162kcal	0.0g	0.04g

フェットチーネグミ
イタリアングレープ味
50g（ブルボン）・1袋あたり

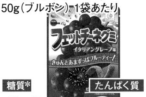

糖質*	たんぱく質
39.9g	**3.2g**

•カロリー	•脂質	•塩分
172kcal	0.0g	0.06g

とんがりコーン あっさり塩
68g（ハウス食品）

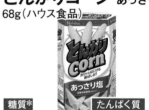

糖質*	たんぱく質
41.5g	**3.5g**

•カロリー	•脂質	•塩分
371kcal	21.2g	1.1g

やわもちアイス バニラ
130㎖（井村屋）

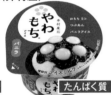

糖質*	たんぱく質
41.9g	**3.5g**

•カロリー	•脂質	•塩分
258kcal	8.5g	0.1g

北海道チーズ蒸しケーキ
（山崎製パン）

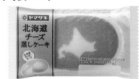

糖質*	たんぱく質
45.2g	**5.6g**

•カロリー	•脂質	•塩分
316kcal	12.5g	0.6g

たい焼アイス
130㎖（井村屋）

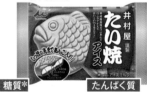

糖質*	たんぱく質
46.8g	**4.2g**

•カロリー	•脂質	•塩分
288kcal	9.3g	0.1g

まるごとバナナ
（山崎製パン）

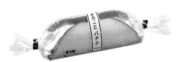

糖質*	たんぱく質
54.7g	**5.4g**

•カロリー	•脂質	•塩分
391kcal	16.7g	0.4g

大満足ぶどう&ナタデココ
285g（マルハニチロ）

糖質*	たんぱく質
54.5g	**0.0g**

•カロリー	•脂質	•塩分
223kcal	0.6g	0.3g

ダブルロール
（山崎製パン）

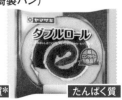

糖質*	たんぱく質
55.9g	**5.6g**

•カロリー	•脂質	•塩分
440kcal	21.5g	0.7g

パン

NL ブランパン ～乳酸菌入～
2個入（ローソン）1個あたり

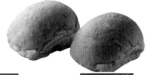

糖質	たんぱく質
2.0g	**5.4**g

●カロリー	●脂質	●塩分
68kcal	2.9g	0.3g

低糖質ブラン食パン
3枚入（Pasco）1枚あたり

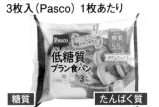

糖質	たんぱく質
5.5g	**4.1**g

●カロリー	●脂質	●塩分
79kcal	2.2g	0.4g

糖質ひかえめブレッド
6枚入（山崎製パン）1枚あたり

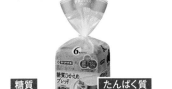

糖質	たんぱく質
5.9g	**4.4**g

●カロリー	●脂質	●塩分
66kcal	2.0g	0.4g

NL もち麦のミルクボール
2個入（ローソン）1個あたり

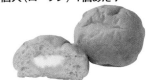

糖質	たんぱく質
6.0g	**4.4**g

●カロリー	●脂質	●塩分
117kcal	7.0g	0.4g

NL もち麦ぱん チーズクリーム＆ダブルベリー
2個入（ローソン）1個あたり

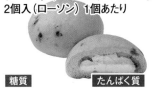

糖質	たんぱく質
6.4g	**3.8**g

●カロリー	●脂質	●塩分
108kcal	6.3g	0.4g

ひとくちつつみソーセージ
（第一屋製パン）1個あたり

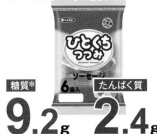

糖質*	たんぱく質
9.2g	**2.4**g

●カロリー	●脂質	●塩分
89kcal	4.7g	0.5g

低糖質クロワッサン
2個入（Pasco）1個あたり

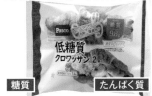

糖質	たんぱく質
9.8g	**4.1**g

●カロリー	●脂質	●塩分
177kcal	11.8g	0.5g

NL つぶあんぱん
2個入（ローソン）1個あたり

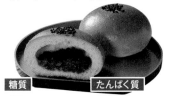

糖質	たんぱく質
9.9g	**4.4**g

●カロリー	●脂質	●塩分
95kcal	2.1g	0.3g

低糖質イングリッシュマフィンブラン
2個入（Pasco）1個あたり

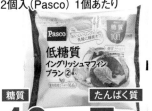

糖質	たんぱく質
10.1g	**7.2**g

●カロリー	●脂質	●塩分
116kcal	1.5g	0.7g

低糖質くるみパン
（Pasco）

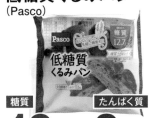

糖質	たんぱく質
12.7g	**8.1**g

●カロリー	●脂質	●塩分
214kcal	10.6g	0.6g

低糖質ソーセージパン
（Pasco）

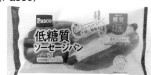

糖質	たんぱく質
12.8g	**8.8**g

●カロリー	●脂質	●塩分
286kcal	19.2g	1.3g

ランチパック（たまご）
（山崎製パン）1個あたり

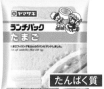

糖質* **14.9g**　**たんぱく質** **4.3g**

・カロリー	・脂質	・塩分
151kcal	8.2g	0.8g

低糖質クリームパン
（Pasco）

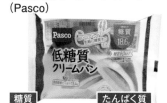

糖質 **18.6g**　**たんぱく質** **6.0g**

・カロリー	・脂質	・塩分
202kcal	8.5g	0.5g

くるみブレッド
6枚入（Pasco）1枚あたり

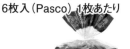
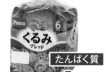

糖質 **19.0g**　**たんぱく質** **4.5g**

・カロリー	・脂質	・塩分
144kcal	5.2g	0.4g

カレーパン
（山崎製パン）

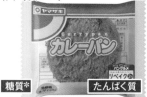

糖質* **34.6g**　**たんぱく質** **8.5g**

・カロリー	・脂質	・塩分
360kcal	20.8g	1.3g

ホワイトデニッシュショコラ
（山崎製パン）

糖質* **38.6g**　**たんぱく質** **7.7g**

・カロリー	・脂質	・塩分
408kcal	24.8g	0.7g

ピザパン
（フジパン）

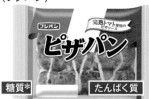

糖質* **49.2g**　**たんぱく質** **9.2g**

・カロリー	・脂質	・塩分
328kcal	10.5g	1.71g

ナイススティック
（山崎製パン）

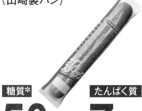

糖質* **50.0g**　**たんぱく質** **7.9g**

・カロリー	・脂質	・塩分
453kcal	24.6g	0.9g

ミニスナックゴールド
（山崎製パン）

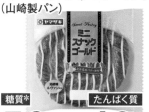

糖質* **56.9g**　**たんぱく質** **10.0g**

・カロリー	・脂質	・塩分
535kcal	29.7g	1.2g

大きなデニッシュ りんご
（第一屋製パン）

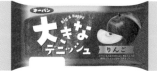

糖質* **57.3g**　**たんぱく質** **6.6g**

・カロリー	・脂質	・塩分
400kcal	16.1g	1.0g

特撰チョコチップメロンパン
（フジパン）

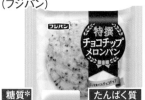

糖質* **60.8g**　**たんぱく質** **7.4g**

・カロリー	・脂質	・塩分
393kcal	13.4g	0.36g

高級つぶあん
（山崎製パン）

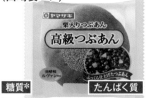

糖質* **72.0g**　**たんぱく質** **9.9g**

・カロリー	・脂質	・塩分
359kcal	3.5g	0.5g

アップルリングミニ
（第一屋製パン）

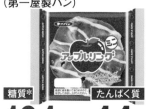

糖質* **124.0g**　**たんぱく質** **11.8g**

・カロリー	・脂質	・塩分
594kcal	5.7g	1.0g

乳製品

小岩井 クリーミースライスチーズ

126g（小岩井乳業）1枚あたり

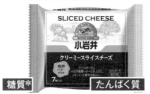

糖質*	たんぱく質
0.3g	**3.4**g

•カロリー	•脂質	•塩分
62kcal	5.2g	0.54g

小岩井 クリーミーチーズ6P

102g（小岩井乳業）1個あたり

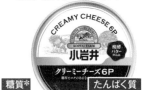

糖質*	たんぱく質
0.4g	**3.3**g

•カロリー	•脂質	•塩分
63kcal	5.3g	0.44g

クラフト 小さなチーズケーキ レアチーズケーキ

6個入（森永乳業）1個あたり

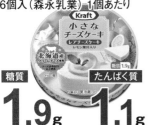

糖質	たんぱく質
1.9g	**1.1**g

•カロリー	•脂質	•塩分
49kcal	4.1g	0.11g

小岩井 生乳（なまにゅう）100%ヨーグルト

400g（小岩井乳業）100gあたり

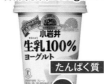

糖質*	たんぱく質
4.6g	**3.2**g

•カロリー	•脂質	•塩分
65kcal	3.8g	0.12g

恵 megumi ガセリ菌 SP株ヨーグルト

100g（雪印メグミルク）

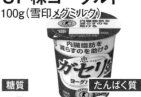

糖質	たんぱく質
4.8g	**3.7**g

•カロリー	•脂質	•塩分
35kcal	0.0g	0.1g

小岩井 生乳（なまにゅう）100%のむヨーグルト

145g（小岩井乳業）

糖質	たんぱく質
5.4g	**4.6**g

•カロリー	•脂質	•塩分
93kcal	5.3g	0.14g

小岩井 生乳だけで作った 脂肪0（ゼロ）ヨーグルト

400g（小岩井乳業）100gあたり

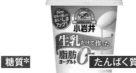

糖質*	たんぱく質
6.5g	**4.7**g

•カロリー	•脂質	•塩分
45kcal	0.0g	0.11g

ラクトフェリンヨーグルト

100g（森永乳業）

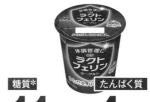

糖質*	たんぱく質
11.7g	**4.6**g

•カロリー	•脂質	•塩分
90kcal	2.7g	0.13g

恵 megumi ビフィズス菌 SP株ヨーグルト

100g（雪印メグミルク）

糖質	たんぱく質
12.7g	**3.8**g

•カロリー	•脂質	•塩分
81kcal	1.7g	0.13g

森永アロエヨーグルト

118g（森永乳業）

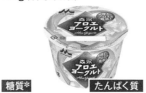

糖質*	たんぱく質
15.6g	**3.9**g

•カロリー	•脂質	•塩分
101kcal	2.6g	0.13g

ビヒダスヨーグルト ざく盛りフルーツ

200g（森永乳業）

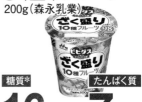

糖質*	たんぱく質
16.5g	**7.2**g

•カロリー	•脂質	•塩分
98kcal	0.0g	0.22g

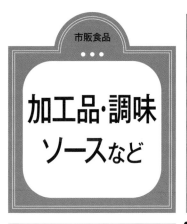

加工品・調味ソースなど

焼きさけあらほぐし
48g（ニッスイ）

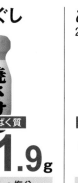

糖質＊ **0.7**g　たんぱく質 **11.9**g

●カロリー	●脂質	●塩分
93kcal	4.8g	1.9g

あえるパスタソース たらこ
23g×2袋（キユーピー）1食分あたり

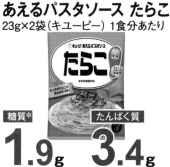

糖質＊ **1.9**g　たんぱく質 **3.4**g

●カロリー	●脂質	●塩分
82kcal	6.8g	2.0g

おかず畑 おばんざい 小鉢 切干大根 2P
42g×2P（フジッコ）1パックあたり

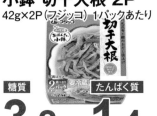

糖質 **3.2**g　たんぱく質 **1.4**g

●カロリー	●脂質	●塩分
31kcal	1.1g	0.7g

活ちくわ
4本入（ニッスイ）1本あたり

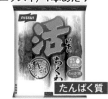

糖質＊ **3.3**g　たんぱく質 **2.9**g

●カロリー	●脂質	●塩分
27kcal	0.3g	0.6g

Cook Do® 青椒肉絲用
100g（味の素）1食分あたり

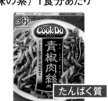

糖質＊ **3.6**g　たんぱく質 **0.7**g

●カロリー	●脂質	●塩分
30kcal	1.5g	1.3g

おかず畑 おばんざい 小鉢 ひじき煮 2P
42g×2P（フジッコ）1パックあたり

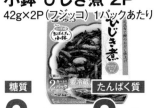

糖質 **3.8**g　たんぱく質 **2.1**g

●カロリー	●脂質	●塩分
42kcal	1.6g	0.6g

帆立貝柱水煮フレーク
70g（ニッスイ）

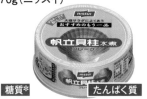

糖質＊ **4.5**g　たんぱく質 **7.0**g

●カロリー	●脂質	●塩分
49kcal	0.4g	0.8g

Cook Do® 回鍋肉用
90g（味の素）1食分あたり

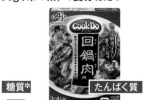

糖質＊ **5.0**g　たんぱく質 **1.3**g

●カロリー	●脂質	●塩分
67kcal	4.8g	1.1g

Cook Do® 麻婆茄子用
120g（味の素）1食分あたり

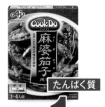

糖質＊ **5.1**g　たんぱく質 **1.2**g

●カロリー	●脂質	●塩分
48kcal	2.6g	1.5g

からあげクン レギュラー
5個（ローソン）

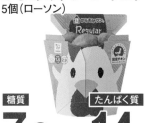

糖質 **7.3**g　たんぱく質 **14.4**g

●カロリー	●脂質	●塩分
226kcal	15.4g	1.5g

からあげクン レッド
5個（ローソン）

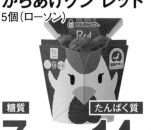

糖質 **7.6**g　たんぱく質 **14.3**g

●カロリー	●脂質	●塩分
225kcal	15.1g	1.7g

あえるパスタソース カルボナーラ 濃厚チーズ仕立て
70g×2袋（キユーピー）1食分あたり

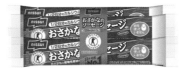

糖質*	たんぱく質
8.1g	**2.2**g

・カロリー	・脂質	・塩分
153kcal	12.4g	1.8g

おさかなのソーセージ
70g（ニッスイ）1本あたり

糖質*	たんぱく質
9.9g	**6.3**g

・カロリー	・脂質	・塩分
123kcal	6.5g	1.3g

おかず畑 ごぼうと豆の 6品目のサラダ
135g（フジッコ）100gあたり

糖質	たんぱく質
10.0g	**3.4**g

・カロリー	・脂質	・塩分
221kcal	17.8g	1.3g

海からサラダフレーク
120g（ニッスイ）

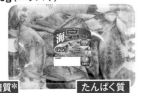

糖質*	たんぱく質
11.2g	**12.0**g

・カロリー	・脂質	・塩分
109kcal	1.8g	2.1g

国産野菜で作ったミートソース
295g（カゴメ）100gあたり

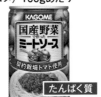

糖質*	たんぱく質
12.2g	**2.2**g

・カロリー	・脂質	・塩分
91kcal	3.7g	1.6g

おかず畑 おばんざい 野菜炊き合せ
155g（フジッコ）100mlあたり

糖質	たんぱく質
14.0g	**2.2**g

・カロリー	・脂質	・塩分
69kcal	0.0g	0.9g

Lチキ レギュラー
1個（ローソン）

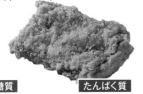

糖質	たんぱく質
14.2g	**14.1**g

・カロリー	・脂質	・塩分
250kcal	15.0g	1.7g

国産野菜で作ったナポリタン
295g（カゴメ）100gあたり

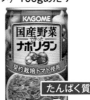

糖質*	たんぱく質
16.1g	**1.4**g

・カロリー	・脂質	・塩分
85kcal	1.7g	1.5g

レトルト 完熟トマトの ハヤシライスソース
180g（ハウス食品）

糖質*	たんぱく質
17.6g	**5.7**g

・カロリー	・脂質	・塩分
181kcal	9.8g	2.7g

咖喱屋カレー〈中辛〉
180g（ハウス食品）

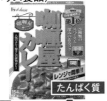

糖質*	たんぱく質
17.7g	**4.4**g

・カロリー	・脂質	・塩分
154kcal	7.3g	2.5g

麻婆豆腐の素〈中辛〉
162g（丸美屋食品）1食分あたり

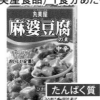

糖質	たんぱく質
20.8g	**8.7**g

・カロリー	・脂質	・塩分
190kcal	7.9g	7.7g

レトルト バーモントカレー〈中辛〉
200g（ハウス食品）

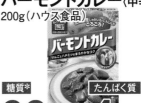

糖質*	たんぱく質
22.6g	**4.8**g

・カロリー	・脂質	・塩分
180kcal	7.8g	2.1g

市販食品

… 加工品・調味ソース など

調味料

市販食品

キユーピーハーフ
400g（キユーピー）15gあたり

糖質* **0.3**g　たんぱく質 **0.4**g

●カロリー	●脂質	●塩分
49kcal	5.1g	0.4g

ノンオイル梅づくし
180ml（キユーピー）15gあたり

糖質* **0.4**g　たんぱく質 **0.2**g

●カロリー	●脂質	●塩分
3kcal	0.0g	0.7g

キユーピー タルタルソース
155g（キユーピー）15gあたり

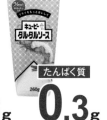

糖質* **1.3**g　たんぱく質 **0.3**g

●カロリー	●脂質	●塩分
73kcal	7.3g	0.3g

ノンオイルごまと香味野菜
180ml（キユーピー）15gあたり

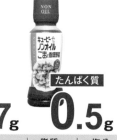

糖質* **1.7**g　たんぱく質 **0.5**g

●カロリー	●脂質	●塩分
12kcal	0.3g	0.8g

キッコーマン いつでも新鮮 味わいリッチ減塩しょうゆ
450ml（キッコーマン食品）
15mlあたり

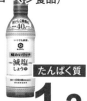

糖質 **1.9**g　たんぱく質 **1.3**g

●カロリー	●脂質	●塩分
15kcal	0.0g	1.4g

ごま油&ガーリックドレッシング
180ml（キユーピー）15gあたり

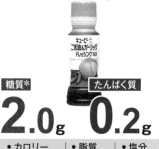

糖質* **2.0**g　たんぱく質 **0.2**g

●カロリー	●脂質	●塩分
77kcal	7.6g	0.6g

キッコーマン いつでも新鮮 超減塩しょうゆ 食塩分66%カット
450ml（キッコーマン食品）
15mlあたり

糖質 **2.1**g　たんぱく質 **1.6**g

●カロリー	●脂質	●塩分
17kcal	0.0g	0.8g

深煎りごまドレッシング
180ml（キユーピー）15gあたり

糖質* **2.1**g　たんぱく質 **0.5**g

●カロリー	●脂質	●塩分
59kcal	5.4g	0.5g

キッコーマン 本つゆ 塩分・糖質オフ
500ml（キッコーマン食品）
15mlあたり

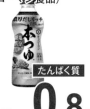

糖質 **2.2**g　たんぱく質 **0.8**g

●カロリー	●脂質	●塩分
13kcal	0.0g	1.2g

すりおろしオニオンドレッシング
180ml（キユーピー）15gあたり

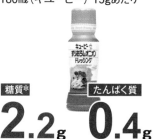

糖質* **2.2**g　たんぱく質 **0.4**g

●カロリー	●脂質	●塩分
35kcal	2.7g	0.7g

カゴメケチャップハーフ
275g（カゴメ）100g当たり

糖質 **10.7**g　たんぱく質 **0.6**g

●カロリー	●脂質	●塩分
53kcal	0.0g	1.5g

インスタント食品

おむすび屋さんのまかないスープ うま辛味噌チゲ
13g（日清食品）

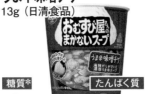

糖質*	たんぱく質
6.1g	**2.6**g

・カロリー	・脂質	・塩分
47kcal	1.4g	2.9g

とろけるおぼろ豆腐 旨だし豆乳スープ
17g（日清食品）

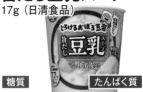

糖質	たんぱく質
7.7g	**3.0**g

・カロリー	・脂質	・塩分
73kcal	3.3g	2.0g

朝のたべるスープ ごま豆乳チャウダー
180g（フジッコ）

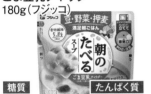

糖質	たんぱく質
11.7g	**6.3**g

・カロリー	・脂質	・塩分
118kcal	3.8g	1.8g

クノール® カップスープ コーンクリーム
3袋入（味の素）1食分あたり

糖質*	たんぱく質
13.0g	**1.2**g

・カロリー	・脂質	・塩分
80kcal	2.7g	1.0g

スープはるさめ 担担味
31g（エースコック）

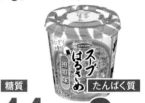

糖質	たんぱく質
14.0g	**2.4**g

・カロリー	・脂質	・塩分
99kcal	3.5g	2.7g

スープはるさめ かきたま
20g（エースコック）

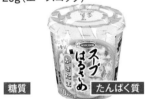

糖質	たんぱく質
14.9g	**1.4**g

・カロリー	・脂質	・塩分
70kcal	0.5g	1.7g

朝のたべるスープ ミネストローネ
200g（フジッコ）

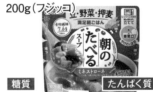

糖質	たんぱく質
16.4g	**6.8**g

・カロリー	・脂質	・塩分
133kcal	2.8g	1.7g

朝のたべるスープ コーンチャウダー
180g（フジッコ）

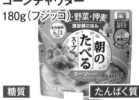

糖質	たんぱく質
16.9g	**5.4**g

・カロリー	・脂質	・塩分
134kcal	3.6g	1.2g

明星 ロカボNOODLES おいしさプラス 濃厚鶏白湯
58g（明星食品）

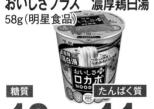

糖質	たんぱく質
18.2g	**11.6**g

・カロリー	・脂質	・塩分
198kcal	8.0g	4.5g

明星 ロカボNOODLES おいしさプラス こってり醤油
60g（明星食品）

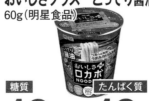

糖質	たんぱく質
18.4g	**12.2**g

・カロリー	・脂質	・塩分
200kcal	7.6g	4.6g

スープdeごはん だし茶漬け<さけ>
66.6g（丸美屋食品）

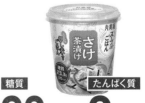

糖質	たんぱく質
23.3g	**3.7**g

・カロリー	・脂質	・塩分
120kcal	1.0g	2.2g

※ラーメンなどのめん類は、スープを含んだ塩分です

だしの旨みで減塩 鶏炊きうどん
45g（エースコック）

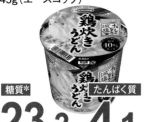

糖質* / たんばく質

23.3g **4.1g**

・カロリー	・脂質	・塩分
190kcal	8.9g	1.5g

スープdeごはん<鶏しお雑炊>
70.3g（丸美屋食品）

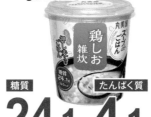

糖質 / たんばく質

24.1g **4.1g**

・カロリー	・脂質	・塩分
141kcal	2.6g	2.5g

スープdeごはん<3種のチーズスープリゾット>
75g（丸美屋食品）

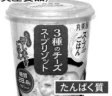

糖質 / たんばく質

28.8g **4.2g**

・カロリー	・脂質	・塩分
161kcal	2.9g	1.4g

クノール® スープDELI®
サーモンとほうれん草のクリームスープパスタ
39g（味の素）

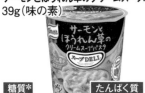

糖質* / たんばく質

28.0g **4.3g**

・カロリー	・脂質	・塩分
160kcal	2.9g	1.9g

クノール® スープDELI®
まるごと1個分完熟トマトのスープパスタ
40.6g（味の素）

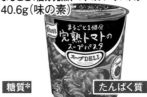

糖質* / たんばく質

30.0g **4.4g**

・カロリー	・脂質	・塩分
150kcal	1.4g	1.7g

ロカボデリPLUS
リンガーハットの長崎ちゃんぽん 糖質オフ
85g（エースコック）

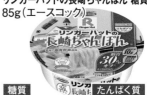

糖質 / たんばく質

33.4g **10.1g**

・カロリー	・脂質	・塩分
290kcal	10.5g	6.1g

わかめラーメン ごま・しょうゆ
38g（エースコック）

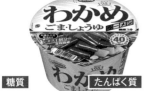

糖質 / たんばく質

43.2g **8.4g**

・カロリー	・脂質	・塩分
343kcal	14.2g	6.0g

カップヌードル
78g（日清食品）

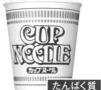

糖質* / たんばく質

44.5g **10.5g**

・カロリー	・脂質	・塩分
351kcal	14.6g	4.9g

日清麺職人 醤油
88g（日清食品）

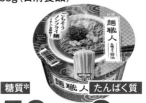

糖質* / たんばく質

52.7g **8.3g**

・カロリー	・脂質	・塩分
291kcal	5.2g	5.5g

日清のどん兵衛 きつねうどん［東］
96g（日清食品）

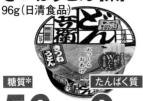

糖質* / たんばく質

56.1g **9.9g**

・カロリー	・脂質	・塩分
421kcal	17.4g	5.0g

スーパーカップ1．5倍 とんこつラーメン
111g（エースコック）

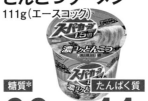

糖質* / たんばく質

66.4g **11.7g**

・カロリー	・脂質	・塩分
492kcal	20.0g	6.1g

日清焼そばU.F.O.
128g（日清食品）

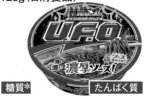

糖質* / たんばく質

82.6g **9.4g**

・カロリー	・脂質	・塩分
556kcal	20.9g	5.9g

※ラーメンなどのめん類は、スープを含んだ塩分です

冷凍食品

ほしいぶんだけ 若鶏のやきとり串
5本入（ニッスイ）1本あたり

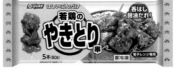

糖質*	たんぱく質
1.9g	**2.5g**

・カロリー	・脂質	・塩分
28kcal	1.0g	0.3g

ザ★®シュウマイ
9個入（味の素冷凍食品）1個あたり

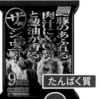

糖質*	たんぱく質
3.6g	**3.1g**

・カロリー	・脂質	・塩分
66kcal	4.4g	0.45g

ほしいぶんだけ ちくわの磯辺揚げ
8個入（ニッスイ）1個あたり

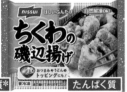

糖質*	たんぱく質
3.7g	**1.0g**

・カロリー	・脂質	・塩分
28kcal	1.1g	0.2g

ギョーザ
12個入（味の素冷凍食品）1個あたり

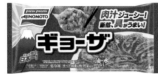

糖質*	たんぱく質
4.0g	**1.5g**

・カロリー	・脂質	・塩分
36kcal	1.5g	0.24g

白身魚タルタルソース
6個入（マルハニチロ）1個あたり

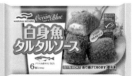

糖質*	たんぱく質
4.1g	**1.7g**

・カロリー	・脂質	・塩分
80kcal	6.3g	0.3g

ほうれん草とチーズのささみカツ
6個入（マルハニチロ）1個あたり

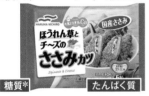

糖質*	たんぱく質
4.1g	**1.6g**

・カロリー	・脂質	・塩分
58kcal	3.9g	0.3g

えびとチーズのグラタン
4個入（マルハニチロ）1個あたり

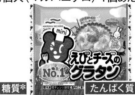

糖質*	たんぱく質
4.3g	**1.3g**

・カロリー	・脂質	・塩分
33kcal	1.2g	0.3g

エビ寄せフライ
5個入（味の素冷凍食品）1個あたり

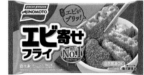

糖質*	たんぱく質
4.6g	**1.8g**

・カロリー	・脂質	・塩分
61kcal	3.9g	0.23g

チーズハムカツ
4個入（マルハニチロ）1個あたり

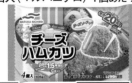

糖質*	たんぱく質
6.7g	**2.4g**

・カロリー	・脂質	・塩分
89kcal	5.8g	0.4g

大きな大きな焼きおにぎり
6個入（ニッスイ）1個あたり

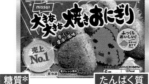

糖質*	たんぱく質
28.5g	**2.6g**

・カロリー	・脂質	・塩分
131kcal	0.7g	0.8g

こんがりと焼いたえびグラタン
2個入（マルハニチロ）1個あたり

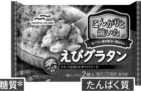

糖質*	たんぱく質
30.8g	**9.8g**

・カロリー	・脂質	・塩分
281kcal	13.2g	1.9g

あおり炒めの焼豚炒飯
450g（マルハニチロ）100gあたり

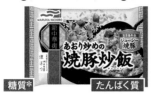

糖質* | たんぱく質

31.1g **5.2g**

- カロリー 197kcal
- 脂質 5.8g
- 塩分 1.3g

こんがりと焼いたミラノ風ドリア
2個入（マルハニチロ）1個あたり

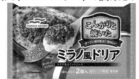

糖質* | たんぱく質

33.4g **6.2g**

- カロリー 270kcal
- 脂質 12.4g
- 塩分 2.2g

ミックスピザ
3枚入（マルハニチロ）1枚あたり

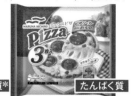

糖質* | たんぱく質

35.1g **9.8g**

- カロリー 260kcal
- 脂質 8.9g
- 塩分 1.3g

冷凍 日清の関西風 お好み焼 ぶた玉
241g（日清食品冷凍）

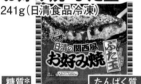

糖質* | たんぱく質

44.3g **10.4g**

- カロリー 302kcal
- 脂質 9.2g
- 塩分 3.2g

五目あんかけ焼そば
346g（マルハニチロ）

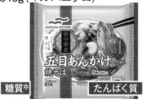

糖質* | たんぱく質

57.1g **12.8g**

- カロリー 398kcal
- 脂質 13.1g
- 塩分 3.4g

冷凍 日清本麺 こくうま醤油ラーメン
232g（日清食品冷凍）

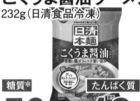

糖質* | たんぱく質

59.1g **19.9g**

- カロリー 490kcal
- 脂質 19.3g
- 塩分 7.0g

わが家の麺自慢 ちゃんぽん
402g（ニッスイ）

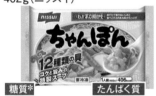

糖質* | たんぱく質

61.5g **19.8g**

- カロリー 406kcal
- 脂質 8.9g
- 塩分 7.1g

冷凍 日清スパ王プレミアム たらこ
286g（日清食品冷凍）

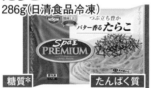

糖質* | たんぱく質

62.7g **15.2g**

- カロリー 433kcal
- 脂質 13.5g
- 塩分 3.4g

冷凍 日清スパ王プレミアム 牛挽肉のボロネーゼ
310g（日清食品冷凍）

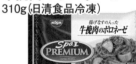

糖質* | たんぱく質

65.8g **13.4g**

- カロリー 448kcal
- 脂質 14.6g
- 塩分 2.8g

横浜あんかけラーメン
482g（マルハニチロ）

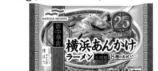

糖質* | たんぱく質

70.9g **15.4g**

- カロリー 445kcal
- 脂質 11.1g
- 塩分 6.9g

冷凍 日清中華 汁なし担々麺 大盛り
360g（日清食品冷凍）

糖質* | たんぱく質

83.7g **16.2g**

- カロリー 611kcal
- 脂質 23.5g
- 塩分 3.9g

ザ★®チャーハン
600g（味の素冷凍食品）300g（½袋）あたり

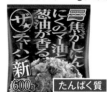

糖質* | たんぱく質

86.0g **12.0g**

- カロリー 536kcal
- 脂質 16.0g
- 塩分 4.1g

　※ラーメンはスープを含んだ塩分です。

ダイエットの基礎知識

食べても太らない
食生活の 基 本

食べ過ぎ、運動不足、加齢、筋肉が減り基礎代謝量が低下することなど、肥満の原因はさまざま。
短期的な減量よりも、食生活を改善して太らない生活を身に付けることがダイエットの近道です。

食事でダイエットを行うなら、太るメカニズムを知り食べ方を工夫することが大切です。糖質を多くとると、血糖値が上がり中性脂肪を溜め込みます。ただ、単純に糖質を減らすだけでは充分な効果があるとはいえません。無理に糖質をがまんして、かたよった栄養摂取になると、健康を損なったり、リバウンドして太りやすい体質になることも。糖質は、頭や体を動かすエネルギーとしても必要な栄養素です。糖質量を調整することに加え、血糖値が急激に上がらない食べ方を習慣にすることが、リバウンドしないダイエットの基本です。

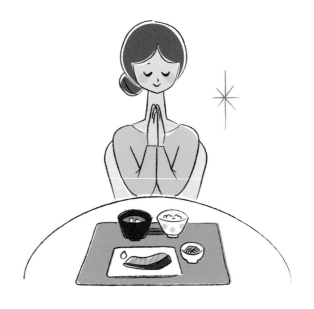

が まんしないで おいしく食べる

長年蓄えられた脂肪を減らすのは簡単なことではありません。毎日の健康的な食事と適度な運動の積み重ねが上手にやせるコツです。また、栄養のバランスをととのえることも重要。食事は糖質のほか、たんぱく質や脂質、ビタミン、ミネラルなどの栄養素もバランスよくとります。基礎代謝を落とさないよう適度に体も動かしておいしく食べることがポイントです。

糖 質&カロリー 両方意識して

極端な糖質制限ダイエットで糖質だけを減らすと、摂取カロリーが減り過ぎてしまいます。カロリーが不足すると、体内では筋肉を分解して必要なエネルギーを作り出すため、筋肉量が減り基礎代謝量が落ちて逆に太りやすい体質に。糖質もカロリーも意識しつつ、適量をしっかり食べることをめざしましょう。

太りやすい原因を探る

毎日の何気ない行動が太る原因を招いていませんか？
下の項目に当てはまるものが多いほど、食生活がかたよっている証拠です。

ダイエットの基礎知識

原因 1
食事の時間が決まっていない

食事の時間が不規則で、空腹が長く続いた状態で次の食事をとるのはNG。一気に血糖値が上がります。3食規則正しく食べましょう。

原因 2
手軽な一品料理で済ませがち

めん類だけ、丼物だけなど手軽な一品料理で済ませていませんか？カロリーは低くても糖質メインでおなかを満たすのは太りやすいパターン。ほかの栄養も補って。

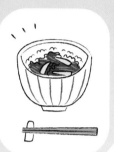

原因 3
毎日甘い間食をとる

ついつい習慣で食べてしまう甘いおやつは、ごはん1食分の糖質量やカロリーがあることも。おやつは適切な量と内容を考えて足りない栄養を補うために活用しましょう。

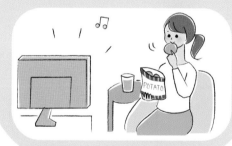

原因 4
甘い飲み物をよく飲む

清涼飲料水や甘いコーヒーはカロリーも糖質量も高いので要注意。体によさそうなスポーツドリンクもじつは砂糖が意外に多いので、飲み過ぎには気をつけましょう。

原因 6
お酒を毎日飲む

お酒は糖質量やカロリーを気にするだけでなく、飲み過ぎに注意。お酒の分解に肝臓が使われると、ほかの栄養素の分解に力が回らず、エネルギーを溜め込みやすい体に。

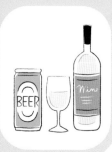

原因 5
3食きちんと食べていない

朝食をとらないなど、食事を1食抜くと、体が飢餓を感じて脂肪を溜めやすくなります。また、次の食事でドカ食いをしやすくなり、血糖値の急上昇につながります。

1日の食事の適正量を知る

上手にダイエットをするなら、具体的な数字で目標を立てて実行すると結果に結びつきやすいのでオススメです。数量で調整もでき、結果もわかりやすいので励みになります。

ダイエットの基礎知識

毎日の食事の量が適量なのか食べ過ぎなのかは、なかなか自覚できないもの。1日の適正量は、年齢や性別、活動の度合いによって一人ひとり異なります。活動量が減ってきたのに以前と同じ量では食べ過ぎているかもしれません。どんなものをどのくらい食べているのか、カロリーや糖質量でチェックしてみましょう。食生活や生活習慣の問題点を改善し、摂取量の目標を設定して数字で見ながら調整しましょう。

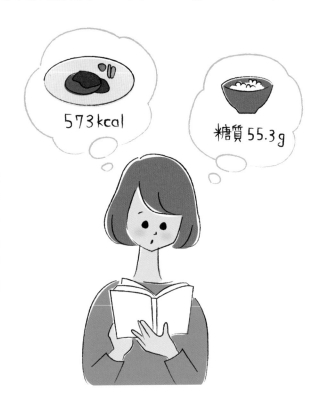

573kcal

糖質55.3g

BMIでチェック

$$BMI = \boxed{\begin{matrix}現在の体重\\(kg)\end{matrix}} \div \left(\boxed{身長\,(m)} \times \boxed{身長\,(m)} \right)$$

まずは現状を知って目標体重を設定します。どのくらい太っているのかは、身長と体重から肥満度を指数で表すBMI（Body Mass Index）でチェック。高齢者はやせ過ぎも心配なので、年齢により標準の範囲が少し違います。例えば、身長160cmで体重65kgの人は、{60÷(1.6x1.6)}でBMIは約25.3。ダイエットしてBMI 23をめざすなら、目標体重は{(1.6x1.6)x23}で58.9kgになります。

年齢（歳）	目標とするBMI (kg/m²)
18 ～ 49	18.5 ～ 24.9
50 ～ 64	20.0 ～ 24.9
65以上	21.5 ～ 24.9

「日本人の食事摂取基準（2020年版）」

⋯ 1 日に必要な糖質量をチェック ⋯

1日の糖質量を知って糖質オフをします。どのくらいが適正なのかは一人ひとり違います。
まずは自分に必要な糖質の適量を出してみましょう。

ダイエットの基礎知識

1日の糖質目安量の計算式

標準体重 (kg)	×	活動量 (kcal)	×	0.5 (糖質の割合)	÷	4 (糖質のカロリー量)

標準体重の出し方
標準体重 (kg)
＝
身長 (m)
×
身長 (m)
×
22

自分の活動量を選択
①軽労作 ⋯⋯⋯25〜30kcal
（デスクワークが主な人、専業主婦など）
②普通の労作 ⋯30〜35kcal
（立ち仕事の多い職業）
③重い労作 ⋯⋯⋯35〜 kcal
（力仕事の多い職業）

適正摂取量の割合
糖質⋯⋯⋯ 50〜60%
たんぱく質⋯ 20%以下
脂質⋯⋯⋯ 20〜30%

※1日に必要なカロリーの
うち、半分は糖質で補う

**各栄養素1gあたり
のカロリー**
糖質⋯⋯⋯ 4kcal
たんぱく質⋯4kcal
脂質⋯⋯⋯ 9kcal

※糖質は、1gあたり
4kcalに相当

（日本糖尿病学会編 糖尿病診療ガイドライン2016）

身長160cmで
軽労作の
人の場合 ▶▶ 56.3(kg) × 25(kcal) × 0.5 ÷ 4 ＝ 176(g)
（標準体重）（活動量）（糖質）（糖質のカロリー）（1日の適正糖質量）

1日にとる糖質量は、食事全体のカロリーのうち約半分とするのが基本的な考え方。まずは自分の身長から標準体重を割り出し、糖質目安量を計算してみましょう。ダイエットでは目標体重を意識して糖質量を少しマイナスに設定し、食べる量をコントロールします。

> ▶▶ **1日100g以上は糖質をとろう!**
>
> 糖質が不足すると頭が働かなくなったりイライラしたりすることも。最低でも1日100g以上の糖質はとりましょう。1食で30g、軽めのごはん1杯は食べられます。

① 1日の摂取カロリーはどのくらい？

必要なエネルギー量（カロリー）は年齢、性別、活動量別の摂取基準を参考にしてみましょう。健康的にやせるには、適切なカロリーをとりながら全体の栄養バランスをととのえることが大切です。

> ▶▶ **1日1200kcal以上はとる**
>
> 何もしなくても呼吸などで消費されるエネルギーが基礎代謝量。成人女性で約1200kcal、男性は約1500kcal前後。最低でもこれを下回らないようにしましょう。

1日に必要なエネルギー量

単位：kcal

身体活動 レベル	女 性 （年齢別）					男 性 （年齢別）				
	18〜29	30〜49	50〜64	65〜74	75以上	18〜29	30〜49	50〜64	65〜74	75以上
低い	1700	1750	1650	1550	1400	2300	2300	2200	2050	1800
ふつう	2000	2050	1950	1850	1650	2650	2700	2600	2400	2100
高い	2300	2350	2250	2100	—	3050	3050	2950	2750	—

厚生労働省「日本人の食事摂取基準（2020年版）」

●身体活動レベルの目安
低 い：デスクワーク中心
ふつう：立ち仕事や家事、
　　　　軽い運動などで
　　　　身体を動かしている
高 い：力仕事や活発に
　　　　スポーツをしている

何をどんなふうに食べる？
太らない 献 立 のつくり方

食事は低カロリー、低糖質でがまんしていても甘いおやつや果物を食べ過ぎていることも。おやつを含めた全体の食事のバランスをチェックしましょう。

1日のカロリー、糖質量の摂取目安量がわかったら、ざっくり3食にわけてみましょう。間食やデザート分の余裕をもたせると、1食あたりの目安は500〜700kcalです。もし食べ過ぎてしまったら、その後の食事で調整しましょう。1食あたりのカロリー、糖質量を確認する習慣を身につけると、食べ過ぎてもすぐに自分で気づくことができ、ダイエットがスムーズに進みます。

3食で組み合わせ 太らない献立をパターン化する

1食	500〜700 kcal	× **3食** +	間食 など	**200**kcal（1日のエネルギー量の10%以内に）	を**基本に**

献立の例

朝食

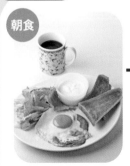

- トースト（8枚切り）
- レタス
- ハムエッグ
- コーヒー
- ヨーグルト

エネルギー	**329**kcal
糖質	**33.8**g

昼食

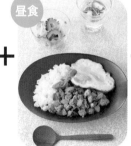

- ガパオライス（ごはん150g）
- ゴーヤともやしのサラダ

エネルギー	**580**kcal
糖質	**66.0**g

夕食

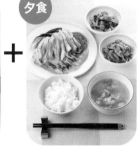

- ごはん（120g）
- 中華スープ
- バンバンジー
- 小松菜にんにく炒め
- きのこの煮びたし

エネルギー	**541**kcal
糖質	**62.2**g

間食

- 桜餅

エネルギー	**118**kcal
糖質	**25.8**g

エネルギー	**合計**
	1568kcal
糖質	**187.8**g

1食の考え方

1食の献立にはそれぞれ役割があります。食事を考えるときは主菜、副菜、主食を組み合わせるとバランスがととのいます。食材選びや調理するときにも考えてみましょう。

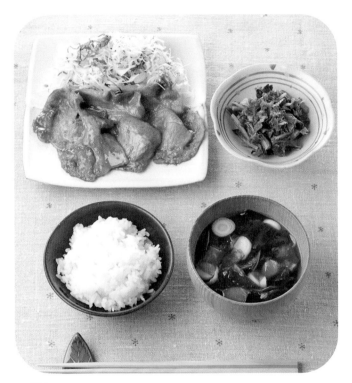

主菜

肉、魚、大豆、卵を使った主菜でたんぱく質を摂取。不足すると基礎代謝量が落ちて太りやすい体質に。とり過ぎも腎臓に負担がかかり機能低下を起こすので、適量で良質なたんぱく質を毎食とりいれましょう。

副菜

不足しがちなビタミンやミネラル、食物繊維を副菜で。主食の炭水化物を減らすと食物繊維の摂取量も減ってしまうので栄養を補うためにもたっぷり食べましょう。毎食野菜やきのこ、海藻で2品あると理想的。

主食

炭水化物の主食はエネルギー源ですが、とり過ぎると糖質過多で肥満の原因にも。腹八分目に抑えましょう。

どんなものを食べればよい？

肉は動物性脂肪が多く動脈硬化の原因となる飽和脂肪酸が多いため、ももやヒレなどの脂の少ない部位を。鶏肉は低脂肪でたんぱく質が豊富。皮や脂を除いてヘルシーに。加工品はとり過ぎないように注意しましょう。

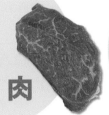

肉

1日350g以上（そのうち緑黄色野菜を120g）を目安に1日5皿の野菜料理を。品数がとれないときは野菜がたくさん入ったカレーやパスタ、具沢山のスープなどもおすすめ。食物繊維の多い海藻やきのこ、こんにゃくも積極的にとりましょう。

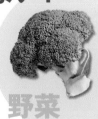

野菜

たい、さけなどの白身は脂質が少なく高たんぱく質。消化もよいのでおすすめ。あじ、さば、いわしなどの青魚はDHA、EPAなど、中性脂肪を低下させる不飽和脂肪酸を多く含むので積極的にとりたい食材です。

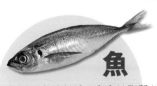

魚

卵は良質なたんぱく質のほか、ビタミンC、食物繊維以外の栄養素をほぼ含みますが、コレステロールが高値の人は制限が必要。大豆や納豆は植物性たんぱく質、乳製品はカルシウムが多いので毎日食べたい食品。

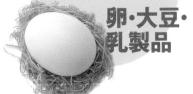

卵・大豆・乳製品

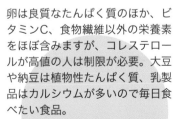

主食

精白されていない玄米、全粒粉パン、そば、スパゲティなどを選択しましょう。これらはGI値（血糖値の上昇率を数値化したもの）が低く、精白された食品に比べ血糖値の上昇は緩やかになります。ただし、食べすぎには注意。

135

やせやすい 食 べ 方

食べ方 1

ライフスタイルに 合わせて調整

生活スタイルに合わせて、1日のなかで量や内容を調節し、効果的に糖質オフを実践。血糖値を上昇させない工夫でやせやすい食習慣を手に入れましょう。

3食とも家で食べる なら均等に

自宅で食事をとる場合、食事の量やバランスは、できるだけ3食かたよらないのが理想です。食材や調味料で糖質やカロリーを調整したり、常備菜や作りおきを活用したりして、栄養がかたよらないように意識しましょう。

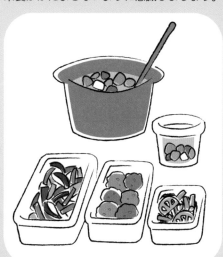

朝は苦手な人も必ず 何か口に入れて

朝食を抜いて昼にたっぷり食べると急激に血糖値が上がり肥満の原因に。食欲がなくても必ず何か食べて長い空腹状態を作らないようにします。バナナやシリアルなど簡単に食べられるものを用意しておきましょう。

昼の外食が多いなら 夕飯は軽めに

外食で糖質量やカロリーがいつもより多いときは、夕食のごはんを減らすか、おかずだけにして調節を。昼は活動量が多いのでエネルギー消費も多く、多めに食べても大丈夫。

夕食が遅くなる人は 中間で軽食を

夕食が遅いと寝る時間までにエネルギーが消費しきれず、消化にもよくありません。夕方におにぎりなどの軽い主食をとり、夕食には栄養を補う目的で消化のよいものを軽めに。

お酒はたんぱく質の つまみと一緒に

つまみには、肉や魚などの糖質の低いたんぱく質のメニューを選んで。味の濃いものや、脂質の多いもの、揚げ物などにかたよらないように野菜のおかずを必ずプラスして。

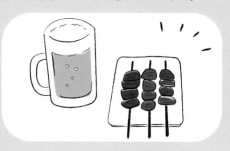

食べる順番を意識して糖質コントロール

空腹状態から食事を始めると血糖値が急激に上がります。食べる順番を意識して少しでも吸収がゆるやかになる工夫をし、血糖値を急激に上げないようにしましょう。

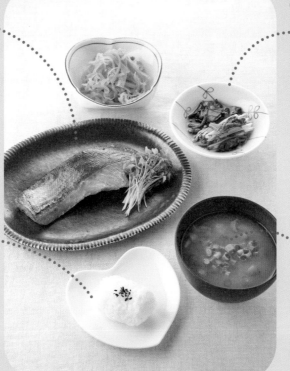

3 主菜

肉、魚、大豆などの主菜に含まれるたんぱく質は糖質よりもゆっくり吸収されるので、野菜類のあとには主菜をしっかり食べます。

1 副菜

食事の初めには、まず野菜やきのこ、海藻の副菜から箸をつけましょう。食物繊維は体内にゆっくりと吸収されます。

4 主食

ごはんやパンなどの炭水化物は糖質が多いので食事の最後の方に。勢いにまかせずにゆっくりとよくかんで食べましょう。

2 汁もの

海藻や野菜が入っている、具だくさんの汁ものを。いも、かぼちゃなどの糖質が多い具はあとで食べるようにします。

ダイエットの基礎知識

食べる順番のポイント

血糖値を急激に上げない食べ順で、インスリンの分泌を抑えます。食物繊維は体内にゆるやかに吸収されるので、初めにきのこや海藻、野菜などを食べ、次にたんぱく質、後半に主食をゆっくり食べるといいでしょう。ゆっくりと時間をかけて食事を楽しみましょう。

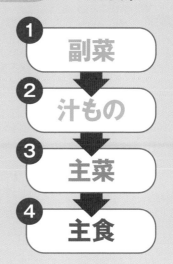

1 副菜
↓
2 汁もの
↓
3 主菜
↓
4 主食

間食を上手にとる

間食は内容や量だけでなく、いつ食べるかも重要です。好きなおやつをがまんしてストレスを溜めるよりも、太りにくい食べ方に気をつけて上手にとりましょう。

1食分の目安を覚える

おやつは1日200kcal程度を目安に糖質が低いものを選びましょう。せんべいなどかみごたえがあり少量でも満足感があるものや、糖質オフのお菓子を上手に選ぶとよいでしょう。

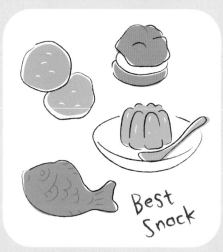

Best Snack

飲み物の甘さにも注意

甘い紅茶やコーヒーを常飲すると、糖質、カロリーともにオーバーに。0kcalの飲み物を選んだり、フレーバーの紅茶や中国茶などで香りや味を楽しむのも〇。

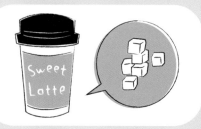

Sweet Latte

低糖質のおやつを常備

ゆで卵やチーズなど栄養価の高い低糖質のおやつで栄養補給をするのもいいでしょう。たんぱく質やカルシウムが豊富なヨーグルトは無糖や低糖質を選んで。ナッツもおすすめですがカロリーが高めなので食べ過ぎに注意。

夕方の食事として活用

おなかがすき過ぎると、次の食事で食べ過ぎて血糖値を上げる原因につながります。食事の間が5時間以上あくときは、軽食として腹持ちのよいおにぎりやサンドイッチなどを食べて、その分夕食の主食を減らします。

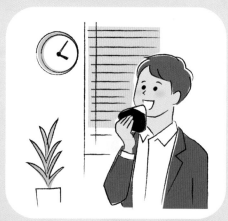

オーバーしても前後で調節

おやつはあまり厳しくがまんせず、カロリーや糖質をオーバーしたら、後の食事で調節しましょう。食後2〜3日で調整することを頭に置いて、時々は好きなものを食べる日を設けてもいいでしょう。

食習慣のクセを見直す

食習慣は毎日の小さな積み重ね。無意識に続けていた太りやすい行動を見直して、やせやすいクセを身に付ければ、がんばらなくても自然にやせ体質になっていきます。

ダイエットの基礎知識

主食だけの食事をやめる

めん類だけ、おにぎりだけなど、〇〇だけの食事はカロリーのほとんどが糖質になります。ラーメンとチャーハン、パスタとパンなどの組み合わせも糖質のとり過ぎになるので意識して避けましょう。

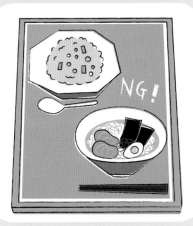

果物は朝食や間食に

果物は吸収されやすい果糖やショ糖、ブドウ糖などが含まれるため、食べ過ぎは中性脂肪が増える原因に。みかんなら2個、バナナなら1本、りんごなら1個を目安に。

ゆっくりよくかんで食べる

ゆっくりよくかんで食べると、体内への吸収がゆるやかになり、食後に血糖値が急激に上がることを防ぎます。また、満腹感を得やすく食べ過ぎの防止にもなるので食べるのが早い人は意識してみましょう。

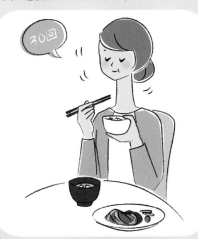

食事の時間を決める

食事をがまんしたり、不規則な時間に食べたりしていると、1回の食事で血糖値が急激に上がり、太りやすくなるリスクも。間食で調節するなどして、なるべく決まった時間に同じくらいの量を食べるようにしましょう。

同じものばかり食べない

健康によいといわれているものでも、毎日食べ続けると過剰摂取で健康を損なうことがあります。主食、主菜、副菜を組み合わせて食品の種類に変化をつけると栄養のバランスがよくなります。

食べた量を意識する

だらだらと無意識に食べていると、食べ過ぎや極端な栄養の偏りに気づきにくいことも。自分が何を食べたのか意識して見直し、調節することが大切です。写真に撮ったり記録したりして振り返るクセをつけましょう。

太らない料理をつくる コツ

同じ食材でも料理によってカロリーや糖質量に大きな差がつきます。糖質オフ、カロリーオフの料理のコツをマスターして、上手においしく作ってみましょう。

コツ1 調理法を考える

調理の方法でカロリーや糖質量が増えることもあります。蒸す、焼く、煮る、揚げる、の順に高カロリーになり、味が濃いと糖質も多くなりがちです。揚げものは素揚げより衣をつけたフライが油を多く吸ってさらに高カロリー、高糖質に。シンプル調理で薄味にすることがヘルシーに仕上げるコツです。

生 < **蒸す** < **焼く** < **煮る** < **揚げる**

糖質の低い素材を組み合わせて

糖質の少ない食材を組み合わせ、かみごたえのある食物繊維の多い食材をとり入れたり、材料の切り方を工夫したりして食感や味の変化をつけて。煮物は表面積の多い乱切りなどにして落としぶたをして煮込み、一度冷ましてから再加熱すると薄味でも味がしみ込みます。

Recipe 豚肉とかぶ、わかめの ゆずこしょう煮

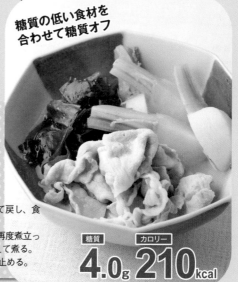

糖質の低い食材を
合わせて糖質オフ

糖質 **4.0g** カロリー **210kcal**

材料（2人分）

豚ロース肉
（しゃぶしゃぶ用）………140g
かぶ …………小2個(160g)
わかめ（塩蔵）……………60g

A| 鶏ガラスープの素‥小さじ½
| 塩 …………………小さじ¼
| ゆずこしょう ………小さじ1
水 ………………………1カップ

つくり方

1 かぶは茎を2cmほど残して4〜6等分に切る。わかめは水につけて戻し、食べやすい大きさに切る。
2 鍋にAの材料を入れて強火にかけ、煮立ったらかぶを加える。再度煮立ったら、中火にしてかぶを端に寄せ、豚肉を1枚ずつ広げながら加えて煮る。
3 豚肉の色が変わったら、わかめを加え、ひと煮立ちさせて火を止める。

調味料の使い方を工夫

甘みの強い味つけや、とろみをつけたもの、市販のルウなど、調味料の糖質にも注意したいもの。砂糖は最小限に抑え、少ない調味料を素材に漬け込むなどして、味をしみ込ませる工夫を。だしの味を生かしたりレモンや香辛料で風味をつけたりするとおいしく仕上がります。

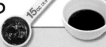

糖質の多い調味料に注意！

- **みりん**
- **ソース**
- **オイスターソース**
- **砂糖・はちみつ**
- **ケチャップ**
- **焼肉のタレ**

材料（2人分）

豚ロース薄切り肉（しょうが焼き用）……	6枚（180g）
サラダ油 ……………………………	小さじ1
A おろししょうが ……………………	½かけ分
しょうゆ ……………………………	大さじ1強
みりん ……………………………	大さじ1
キャベツ ……………………………	2枚（100g）
青じそ ……………………………	4枚

つくり方

1 バットに**A**を入れてよく混ぜ、豚肉を時々上下にかえして約10分漬け込む。

2 フライパンにサラダ油を熱し、軽く汁けをきった**1**の豚肉を並べ入れる。途中1〜2回返しながら、中火で両面にこんがりと焼き色がつくまで焼き、漬け汁を加えて全体にからめながら焼く。

3 キャベツと青じそをせん切りにして混ぜ、器に盛り**2**を盛る。

Recipe 豚肉のしょうが焼き

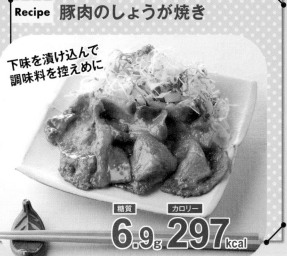

下味を漬け込んで
調味料を控えめに

糖質 **6.9g** カロリー **297kcal**

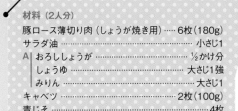

小麦粉の代わりに
低糖質なきな粉を衣に

糖質 **3.4g** カロリー **271kcal**

Recipe 鶏手羽中の塩麹から揚げ

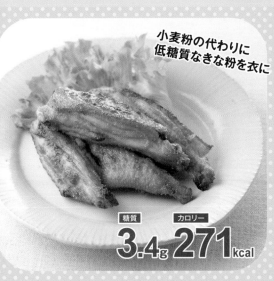

材料（2人分）

鶏手羽中 ………………………………	8本
A 塩麹 ……………………………	小さじ2
おろしにんにく ………………………	小さじ1
塩・こしょう …………………………	少々
きな粉 ………………………………	大さじ2
揚げ油 ………………………………	適量
レタス ………………………………	適宜

つくり方

1 鶏手羽中は骨に沿って切り込みを入れて開き、**A**をよくもみ込んで10〜20分ほど漬けておく。

2 ペーパータオルで肉の汁を軽くふき、きな粉を薄くまぶしつけ、160〜170℃の少し低めに熱した揚げ油に入れて、菜箸で返しながら7〜8分ゆっくり揚げる。油をきって器に盛り、レタスを添える。

かさまし食材で ボリュームアップ

主食をおなかいっぱい食べたいときは、かさましが効果的。ごはんに、糖質が低くてかさのある食材を混ぜ込んだり、炊き込んだりしてもOK。しらたきや糸こんにゃくはめん類の代わりにするのもおすすめ。食感や形が似ているものを試してみましょう。

ダイエットの基礎知識

Recipe きざみきのこの チーズハンバーグ

材料（2人分）

牛赤身ひき肉 ……140g	おから ……大さじ3（30g）
玉ねぎ ……¼個（40g）	塩・こしょう ……少々
しいたけ……4枚（60g）	オリーブ油 ……大さじ½
まいたけ…½パック（50g）	スライスチーズ ……1枚（20g）
溶き卵 ……½個	ベビーリーフ …………………大1パック（30g）

つくり方

1 玉ねぎはみじん切り、しいたけとまいたけも粗くきざんで耐熱皿に入れ、ラップをふんわりとかけて電子レンジで1分30秒加熱して粗熱を取っておく。溶き卵とおからを混ぜておく。
2 ボウルにひき肉を入れて塩、こしょうを加えてよく練り混ぜ、粘りが出たら1をすべて加えて全体がなじむまでしっかりと混ぜる。2等分して小判形に丸める。
3 フライパンにオリーブ油を中火で熱し、2を入れて2分ほど焼き、焼き色がついたら裏に返して弱火にしてふたをする。5分ほど蒸し焼きにして中まで火を通したら、半分に切ったチーズをのせてふたをして1分ほど蒸らす。チーズが溶けたら器に盛り、ベビーリーフを添える。

糖質 **2.8**g　カロリー **232**kcal

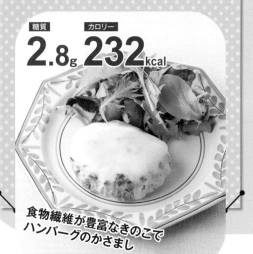

食物繊維が豊富なきのこで ハンバーグのかさまし

Recipe もやしとしらすの 炊き込みごはん

材料（4人分）

米 ……1合	A 酒 ……大さじ1
しらす干し ……30g	しょうゆ ……小さじ1
もやし ……1袋（200g）	塩 ……小さじ⅓
青じそ ……6枚	

つくり方

1 米は洗ってざるにあげ、水けをきってそのまま20分ほど置いておく。
2 もやしは粗くきざみ、青じそはせん切りにする。
3 炊飯器に1を入れて炊飯器の1合の目盛りよりやや少なめに水加減し、Aを入れてかき混ぜる。もやしを加えて軽く混ぜ、上にしらすをのせて普通に炊く。炊き上がったら青じそを混ぜて器に盛る。

シャキシャキ食感が 味に変化をプラス

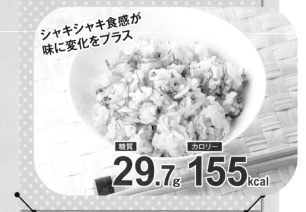

糖質 **29.7**g　カロリー **155**kcal

低カロリー・低糖質 食材で具だくさんに

おかずにたくさんの食材が入ると、見た目にもにぎやかで主食が少なめでも満足度がアップします。色とりどりの野菜は不足しがちな栄養素を補ってくれる効果も。海藻やきのこ類は炊き込みごはんや汁ものに大活躍。いも類や根菜類は糖質が多めなので適量を意識して。

油の上手なとり方

油は少量でも高カロリー。調理油は計って使用し、少量の油でも調理できるフッ素加工のフライパンを活用するなど、上手に調整しましょう。また、調理前に鶏肉の皮を外すなど、食材の余分な脂を取り除くのもカロリーダウンに有効です。

良質な油を上手にとる

健康を維持するためには適切な量の脂質を摂取する事も大切です。必要な脂肪酸のうち、体内で作ることのできない必須脂肪酸は食べ物からとる必要があります。魚を1日1回ほど食べて、調理には植物油を使用しましょう。

必須脂肪酸の種類

n-3系脂肪酸
生活習慣病予防や動脈硬化などを抑える働きがある。
- ・EPA・DHA：さばやイワシなどの青魚に含まれる。
- ・αリノレン酸：亜麻仁油

n-6系脂肪酸
血中コレステロールの低下作用があるがとり過ぎはアレルギーの原因になるので適度な摂取を。
- ・リノール酸　：ごま油、なたね油、亜麻仁油
- ・アラキドン酸：卵黄、豚レバー

Recipe たいのアクアパッツァ

材料（2人分）

たい（骨付き切り身）	2切れ（200g）
あさり（殻付き）	200g
かぶ	小2個（160g）
ブロッコリー	1/3個（60g）
ミニトマト	4個
にんにく（薄切り）	1かけ
オリーブ油	大さじ1/2
白ワイン	1/4カップ
塩・こしょう	適量

つくり方

1 たいはキッチンペーパーにはさんで余分な水けをとり、塩、こしょうをふる。あさりは砂抜きし、殻をこすり合わせて水洗いをする。
2 かぶは茎を少し残して4～6等分に切る。ブロッコリーは小房に分け、ミニトマトはヘタをとって半分に切る。
3 フライパンにオリーブ油とにんにくを入れて火にかけ、香りがたったら、たいの皮を上にして並べ入れて軽く焼き、あさりと白ワインを加える。あさりの口が開いてきたら、かぶを加え、かぶる程度の水を注ぎ入れふたをして約3～4分蒸し煮にする。ブロッコリーとミニトマトを加えひと煮立ちしたら、塩、こしょうで味を調えて器に盛る。

骨付き魚の旨味が
野菜にもしみ込む

糖質
6.5g

カロリー
242kcal

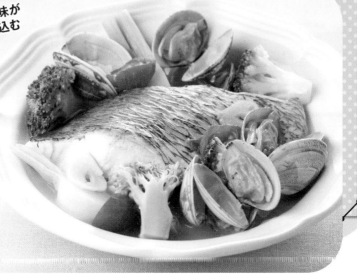

運動でエネルギーを
消費する

食事でとったエネルギー（カロリー）よりも消費するエネルギーが多ければやせるはずです。こまめに体を動かして余分な糖質や脂肪を燃焼させましょう。

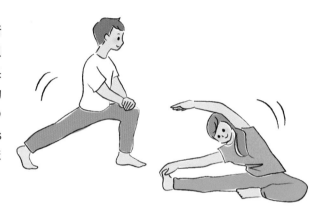

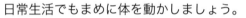

ダイエットの基礎知識

運動は食後、血糖値が上がり始めるころに行うと、糖質が燃焼され、血糖値の上昇を抑えます。ウォーキングなどの有酸素運動が効果的といわれますが、筋トレなどの無酸素運動も筋肉を増やすために必要です。運動でどの程度エネルギーを消費したかは下表のMETsを使って計算できます。数値の大きい運動ほど消費カロリーも大きくなります。
日常生活でもまめに体を動かしましょう。

こまめに体を動かして

消費カロリーの計算　体重50kgの人が30分間、ふつうの速さで歩いた（3.0METs）場合
3.0（METs）× 0.5（h）× 50（kg）× 1.05 ≒ 79kcal

$$\text{消費カロリー（kcal）} = \text{METs} \times \text{運動時間（h）} \times \text{体重（kg）} \times 1.05$$

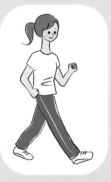
ウォーキング
3METs

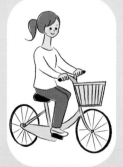
自転車をこぐ
4METs

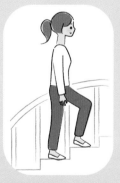
階段を上がる
8.8METs

軽い筋トレ	3.5 METs
ゴルフ（手引きカート）	3.5 METs
ダンス（バレエ、モダン、ジャズ）	5 METs
テニス	4.5 METs
ジョギング	7 METs
サッカー	7 METs
山登り	7.3 METs
ランニング	8.3 METs
水泳（クロール）	10 METs

健康づくりのための身体活動基準2013

生活習慣病の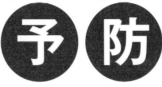

肥満は高血圧、高血糖、脂質異常症（HDLコレステロール値、中性脂肪値の異常）などの生活習慣病のリスクが高くなります。診断がある場合、食生活や生活習慣の改善が必要です。

脂質異常症（高脂血症） 適正体重をめざし食生活の改善を

血液中の脂質濃度が高くなっている状態。動脈硬化が進むと血液の流れを妨げ心臓の病気などを引き起こします。脂質や糖質を控えめにして食物繊維をとりましょう。

脂質異常症の診断基準 (血清脂質値：空腹時採血) (mg/dL)

LDLコレステロール	140以上	
HDLコレステロール	40未満	
中性脂肪（トリグリセライド）	150以上	175以上（随時採血）
Non-HDLコレステロール	170以上	

日本動脈硬化学会 動脈硬化性疾患予防ガイドライン2022版

高血圧 塩分は1日6gがベスト

高血圧は動脈硬化や脳卒中、心疾患などを発症しやすくなります。塩分は控え目に、多くても1日あたり男性8g未満、女性7g未満をめざします。

高血圧の診断基準 (mmHg)

	収縮期血圧	条件	拡張期血圧
正常血圧	120未満	かつ	80未満
正常高値血圧	120〜129	かつ	80未満
高血圧	140以上	かつ／または	90以上

日本高血圧学会 高血圧治療ガイドライン2014

高血糖 糖質を控えて運動もしましょう

血液中のブドウ糖濃度が高い状態。食べ過ぎ、飲み過ぎを控えて、減量、運動が大切です。

糖尿病の判定基準 (mg/dL)

	空腹時血糖値	負荷後2時間
正常型	110未満	140未満
境界型	糖尿病型にも正常型にも属さないもの	
糖尿病型	126以上	200以上

日本糖尿病学会糖尿病治療ガイド2018-2019

低栄養 適切な食事量とバランスが大切

極端なダイエットによるやせ過ぎは、貧血や低栄養のリスクがあります。また、高齢期では食欲低下、かむ力や飲み込む力の低下で低栄養になりやすい人も増えています。

100gあたりの 食品別 ㊄ ㊨ ㊙ 一覧

食品100g中に含まれる糖質、たんぱく質、カロリー、脂質、塩分をまとめました。
食品を同じ量で比較したいときなどの参考にご利用ください。

※「日本食品標準成分表2020年版（八訂）」より引用。糖質は炭水化物から食物繊維を引いて算出しています。Trは微量。たんぱく質、脂質が未測定な場合は従来の算出方法の数値を記載。一部、推定値とされる数値を記載しているものもあります。

分類		品名	糖質(g)	たんぱく質(g)	カロリー(kcal)	脂質(g)	塩分(g)
穀類	米	発芽玄米	71.2	5.5	339	2.8	0
		玄米	71.3	6.0	346	2.5	0
		胚芽精米	74.5	6.5	343	1.9	0
		精白米	77.1	5.3	342	0.8	0
	ごはん	全がゆ（精白米）	15.6	0.9	65	0.1	0
		玄米ごはん	34.2	2.4	152	0.9	0
		胚芽精米	35.6	2.7	159	0.6	0
		白米ごはん	35.6	2.0	156	0.2	0
	もちほか	赤飯	40.3	3.6	186	0.5	0
		もち	50.3	3.6	223	0.5	0
	パン類	食パン	42.2	7.4	248	3.7	1.2
		ロールパン	46.6	8.5	309	8.5	1.2
		クロワッサン	49.6	5.9	406	19.3	1.3
		フランスパン	54.8	8.6	289	1.1	1.6
	めん類	うどん（ゆで）	20.3	2.3	95	0.3	0.3
		そば（ゆで）	23.1	3.9	130	0.9	0
		そうめん（ゆで）	24.9	3.3	114	0.3	0.2
		干しうどん（ゆで）	25.1	2.9	117	0.4	0.5
		中華めん（ゆで）	26.4	4.8	133	0.5	0.2
		沖縄そば（ゆで）	26.5	5.1	132	0.7	0.4
		マカロニ・スパゲッティ（ゆで）	29.2	5.3	150	0.7	1.2
	その他	ちくわぶ	29.6	6.5	160	1.0	0
		ライ麦粉	62.9	7.8	324	1.2	0
		そば粉（全層粉）	65.3	10.2	339	2.9	0
		強力粉	69	11	337	1.3	0
		薄力粉	73.3	7.7	349	1.3	0
		上新粉	77.9	5.4	343	0.8	0
		白玉粉	79.5	5.5	347	0.8	0
		コーンフレーク	81.2	6.8	380	1.2	2.1
		米粉	81.3	5.1	356	0.6	0
砂糖及び甘味類	砂糖類	水あめ	85	0	342	0	0
		黒砂糖	90.3	0.7	352	Tr	0.1
		ブドウ糖	91	0	342	0	0
	その他	黒みつ	50.5	1.0	199	0	Tr

分類		品名	糖質(g)	たんぱく質(g)	カロリー(kcal)	脂質(g)	塩分(g)
豆類	豆類	大豆（ゆで）	0.1	14.1	163	9.2	0
		大豆（乾）	8.0	32.9	372	18.6	0
		えんどう豆	17.5	7.4	129	0.6	0
		あずき（乾）	34.8	17.7	304	0.8	0
		ゆであずき（缶）	45.8	3.6	202	0.2	0.2
	豆腐	木綿豆腐	0.4	6.7	73	4.5	Tr
		焼き豆腐	0.5	7.8	82	5.2	0
		絹ごし豆腐	1.1	5.3	56	3.2	Tr
	油揚げ類	厚揚げ	0.2	10.3	143	10.7	0
		がんもどき	0.2	15.2	223	16.8	0.5
		油揚げ（生）	0.9	23	377	31.2	0
		高野豆腐（凍り豆腐）	1.7	49.7	496	32.3	1.1
	納豆	糸引き納豆	4.6	15.1	185	9.7	0
		ひきわり納豆	5.4	14.5	190	9.7	0
	湯葉	湯葉（生）	3.3	21.4	218	12.3	0
		湯葉（干し）	4.2	49.7	485	30	0
	その他	豆乳（無調整）	2.9	3.4	44	1.8	0
		豆乳（調整）	4.5	3.1	63	3.4	0.1
野菜類		大豆もやし	0	2.9	29	1.2	0
		ほうれん草	0.3	1.7	18	0.2	0
		小松菜	0.5	1.3	13	0.1	0
		春菊	0.7	1.9	20	0.1	0.2
		チンゲンサイ	0.8	0.7	9	0.1	0.1
		ブロッコリースプラウト	0.8	1.3	18	0.3	0
		サラダ菜	0.9	0.8	10	0.1	0
		にら	1.3	1.3	18	0.1	0
		緑豆もやし	1.3	1.2	15	0.1	0
		ズッキーニ	1.5	0.9	16	0.1	0
		ブロッコリー	1.5	3.8	37	0.3	Tr
		オクラ	1.6	1.5	26	0.1	0
		なばな（菜の花）	1.6	3.6	34	0.1	0
		レタス	1.7	0.5	11	Tr	0
		水菜	1.8	1.9	23	0.1	0.1
		きゅうり	1.9	0.7	13	Tr	0
		白菜	1.9	0.6	13	Tr	0
		アスパラガス	2.1	1.8	21	0.2	0
		ししとうがらし	2.1	1.3	25	0.1	0
		カリフラワー	2.3	2.1	28	0.1	0
		なす	2.4	0.7	17	Tr	0
		さやいんげん	2.7	1.3	23	0.1	0

分類	品名	糖質(g)	たんぱく質(g)	カロリー(kcal)	脂質(g)	塩分(g)
野菜類	大根	2.7	0.4	15	Tr	0
	ピーマン	2.8	0.7	20	0.1	0
	かぶ（根）	2.9	0.6	18	0.1	0
	キャベツ	3.4	0.9	21	0.1	0
	トマト	3.7	0.5	20	0.1	0
	えだまめ	3.8	10.3	125	5.7	0
	さやえんどう（きぬさや）	4.5	1.8	38	0.2	0
	黄ピーマン	5.3	0.6	28	0.1	0
	赤ピーマン	5.6	0.8	28	0.2	0
	ねぎ（長ねぎ）	5.8	1	35	Tr	0
	ミニトマト（プチトマト）	5.8	0.8	30	0.1	0
	にんじん	6.5	0.5	35	0.1	0.1
	たまねぎ	6.9	0.7	33	Tr	0
	スナップえんどう	7.4	1.6	47	0.1	0
	ごぼう	9.7	1.1	58	0.1	0
	そらまめ	12.9	8.3	102	0.1	0
	れんこん	13.5	1.3	66	Tr	0.1
	とうもろこし（スイートコーン）	13.8	2.7	89	1.3	0
	かぼちゃ（西洋かぼちゃ）	17.1	1.2	78	0.2	0
	切り干し大根（乾）	48.4	7.3	280	0.3	0.5
きのこ類	マッシュルーム	0.1	1.7	15	0.1	0
	ほんしめじ	0.9	2.5	21	0.4	0
	まいたけ	0.9	1.2	22	0.3	0
	生しいたけ	1.5	2	25	0.2	0
	なめこ	2.0	1	21	0.1	0
	エリンギ	2.6	1.7	31	0.2	0
	まつたけ	3.5	1.2	32	0.2	0
	ひらたけ	3.6	2.1	34	0.1	0
	えのきたけ	3.7	1.6	34	0.1	0
	干しいたけ	15.8	14.1	258	1.7	Tr
藻類	角寒天	0	1	159	0.1	0.3
	ところてん	0	0.1	2	0	0
	もずく	0	0.2	4	0.1	0.2
	わかめ（生）	2	1.4	24	0.1	1.5
	カットわかめ（乾）	2.9	14	186	1.7	23.5
	ひじき（乾）	6.6	7.4	180	1.7	4.7
	きざみ昆布	6.9	4.3	119	0.2	10.9
	焼きのり	8.3	32	297	2.2	1.3
	味つけのり	16.6	31.5	301	2.1	4.3
	とろろ昆布	22	5.2	177	0.6	5.3

分類		品名	糖質(g)	たんぱく質(g)	カロリー(kcal)	脂質(g)	塩分(g)
魚介類	魚類	ぎんだら	Tr	12.1	210	16.7	0.2
		あなご（蒸し）	Tr	14.3	173	10.4	0.3
		えぼだい	Tr	13.6	132	6.4	0.5
		ひらめ（養殖）	Tr	19	115	3.1	0.1
		あじ（まあじ）	0.1	16.8	112	3.5	0.3
		かつお（春獲り）	0.1	20.6	108	0.4	0.1
		かれい（子持ちがれい）	0.1	19.9	123	4.8	0.2
		さけ（べにざけ）	0.1	18.6	127	3.7	0.1
		きんめだい	0.1	14.6	147	7.9	0.1
		さわら	0.1	18	161	8.4	0.2
		さんま	0.1	16.3	287	22.7	0.4
		にしん	0.1	14.8	196	13.1	0.3
		ほっけ（開き）	0.1	18.0	161	8.3	1.8
		まぐろ（くろまぐろ赤身）	0.1	22.3	115	0.8	0.1
		いわし（まいわし）	0.2	16.4	156	7.3	0.2
		かつお（秋獲り）	0.2	20.5	150	4.9	0.1
		まぐろ（びん長）	0.2	21.6	111	0.6	0.1
		さば（まさば）	0.3	17.8	211	12.8	0.3
		ぶり	0.3	18.6	222	13.1	0.1
		うなぎ（かば焼き）	3.1	23	285	19.4	1.3
	貝類	あさり	0.4	4.6	27	0.1	2.2
		さざえ	0.8	14.2	83	0.1	0.6
		ほたて貝	1.5	10	66	0.4	0.8
		はまぐり	1.8	4.5	35	0.3	2
		あわび	3.6	11.2	76	0.3	1.1
		しじみ	4.5	5.8	54	0.6	0.4
		かき	4.9	4.9	58	1.3	1.2
	えびかに類	あまえび	0.1	15.2	85	0.7	0.8
		ずわいがに	0.1	10.6	59	0.2	0.8
		毛がに	0.2	12.1	67	0.3	0.6
	いかたこ類	まだこ（生）	0.1	11.7	70	0.2	0.7
		するめいか	0.1	13.4	76	0.3	0.5
	その他	うに	3.3	11.7	109	2.5	0.6
肉類	牛	牛ばら肉	0.1	9.6	472	45.6	0.1
		牛肩ロース肉	0.2	11.8	380	35	0.1
		牛ヒレ肉	0.3	16.6	207	13.8	0.1
		牛ひき肉	0.3	14.4	251	19.8	0.2
		牛肩肉	0.3	17.7	258	20.6	0.1
		牛サーロイン肉	0.3	10.2	460	44.4	0.1
		牛もも肉	0.5	16.2	235	16.8	0.1

分類		品名	糖質(g)	たんぱく質(g)	カロリー(kcal)	脂質(g)	塩分(g)
肉類	牛	牛（肝臓）レバー	3.7	17.4	119	2.1	0.1
	とり	とりひき肉	0	14.6	171	11	0.1
		とり手羽肉（皮付き）	0	16.5	189	13.7	0.2
		とりもも肉（皮付き）	0	17	190	13.5	0.2
		ささみ	0.1	19.7	98	0.5	0.1
		とり胸肉（皮付き）	0.1	17.3	133	5.5	0.1
	豚	豚ひき肉	0.1	15.9	209	16.1	0.1
		豚肩ロース肉	0.1	14.7	237	18.4	0.1
		豚ばら肉	0.1	12.8	366	34.9	0.1
		豚肩肉	0.2	18.5	201	14	0.1
		豚もも肉	0.2	16.9	171	9.5	0.1
		豚ロース肉	0.2	17.2	248	18.5	0.1
		豚ヒレ肉	0.3	18.5	118	3.3	0.1
		豚レバー	2.5	17.3	114	1.9	0.1
肉	加工品	生ハム	0.5	20.6	243	16	2.8
		ロースハム	2.0	16	211	13.5	2.3
		ウインナー	3.3	10.5	319	29.3	1.9
卵・乳類	卵	鶏卵（ゆで）	0.3	11.2	134	9	0.3
		鶏卵（生）	0.4	11.3	142	9.3	0.4
	乳	牛乳	4.8	3.0	61	3.5	0.1
		ヨーグルト（全脂無糖）	4.9	3.3	56	2.8	0.1
		低脂肪牛乳	5.2	3.4	40	0.9	0.2
		生クリーム（植物性脂肪）	12.9	5.6	399	35.8	0.6
		生クリーム（乳脂肪）	12.9	1.5	409	37.5	0.1
調味料及び香辛料類	ソース	ウスターソース	26.6	0.7	122	Tr	8.5
		中濃ソース	29.9	0.5	132	Tr	5.8
		濃厚ソース	29.9	0.9	133	0.1	5.6
	しょうゆ	うすくちしょうゆ	5.8	4.9	60	0	16
		こいくちしょうゆ	7.9	6.1	77	0	14.5
		たまりしょうゆ	15.9	9.2	111	0	13
		だししょうゆ	4.1	3.1	40	0	7.3
	塩・酢	食塩	0	0	0	0	99.5
		ぶどう酢（ワインビネガー）	1.2	0.1	36	Tr	0
		穀物酢	2.4	0.1	37	0	0
		りんご酢	2.4	0.1	41	0	0
		米酢	7.4	0.2	59	0	0
	だし	顆粒和風だし	31.1	26.8	223	0.2	40.6
		顆粒おでん用だし	31.7	9.9	166	0.1	56.4
		顆粒中華だし	36.6	10.6	210	1.5	47.5
		固形ブイヨン	41.8	8.2	233	4.1	43.2

分類		品名	糖質(g)	たんぱく質(g)	カロリー(kcal)	脂質(g)	塩分(g)
調味料及び香辛料類	みそ	赤色辛みそ	17	11.3	178	5.4	13
		淡色辛みそ	17	11.1	182	5.9	12.4
		甘みそ	32.3	8.7	206	3.0	6.1
	ドレッシングなど	マヨネーズ	3.6	1.3	669	72.5	1.9
		フレンチドレッシング	9.3	0.1	376	37.7	6.4
		サウザンアイランドドレッシング	12.4	0.2	393	38.1	3.0
		ノンオイル和風ドレッシング	15.9	3.1	83	0.1	7.4
	トマト加工品	トマトペースト	17.3	3.2	94	0.1	0.1
		ケチャップ	25.9	1.2	106	0.1	3.1
	その他	ナンプラー	2.7	6.3	47	0	22.9
		ゆずこしょう	3.1	1.3	37	0.8	25.2
		めんつゆ（ストレート）	8.7	2.0	44	0	3.3
		粒マスタード	12.7	6.9	229	15.9	4.1
		カレー粉	26.4	10.2	338	11.6	0.1
		練りわさび	39.8	1.9	265	10.3	6.1
		練りからし	40.1	5.9	314	14.4	7.4
		ナツメグ	47.5	5.7	520	30.6	0
		バジル（粉）	50.6	17.3	308	2.2	0.1
		黒こしょう	66.6	8.9	362	5.5	0.2
		一味とうがらし	66.8	9.9	412	8.3	0
		さんしょう	69.6	10.3	375	6.2	0
		ガーリックパウダー（食塩添加）	73.8	17.2	382	0.8	8.4
		シナモン	79.6	2.7	356	1.9	0.1
		オニオンパウダー	79.8	5.8	363	0.8	0.1
	調味ソース類	オイスターソース	18.1	6.1	105	0.1	11.4
		三杯酢	17.8	0.6	94	0	2
		焼き鳥のたれ	28.5	2.6	132	0	5.8
		ごまだれ	28.5	1.2	132	0.1	3.1
		焼肉のタレ	31.9	3.6	165	2.1	8.3
油脂類	油脂	アマニ油	0	0	897	99.5	0
		えごま油	0	0	897	99.5	0
		オリーブ油	0	0	894	98.9	0
		ごま油	0	0	890	98.1	0
		サラダ油	0	0	887	97.5	0
		ココナッツオイル（やし油）	0	0	889	97.7	0
		無塩バター	0.2	0.4	720	77	0
		有塩バター	0.2	0.5	700	74.5	1.9
		発酵バター	4.4	0.5	713	74.6	1.3
	マーガリン類	ファットスプレッド	0	0.1	579	64.1	1.1
		ソフトタイプマーガリン	0.5	0.4	715	78.9	1.3

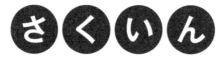

さくいん

掲載した食品名を50音順に並べました。食品をさがす際に活用してください。

さくいん ……料理・素材など

さくいん

…　料理・素材など

さくいん

…… 料理・素材など

料理・素材など／市販食品

さくいん

⋮ 料理・素材など／市販食品

STAFF

デザイン	猪狩妙子　竜口智圭　（タツグチ デザイン事務所）
編集制作	平川 恵
写真提供・栄養価計算	マッシュルームソフト
イラスト	碇 優子
撮影	国井美奈子　（P134〜135、P137、P140〜143）
料理	金丸絵里加　（P134〜135、P137、P140〜143）
編集	彦田恵理子

食品メーカー、企業各社様にご協力いただきました。ありがとうございました。

● 各食品、料理、食品のデータについて、個別のお問い合わせは受け付けておりません。
● 本書に掲載されていない食品、料理、商品のカロリー調査なども対応しておりませんので、これらのお問い合わせは
　ご遠慮願います。

大きな数字で見やすい！
目で見る食品糖質量 たんぱく質量データブック

2023 年 10 月 3 日　第 1 刷発行

監修	小田原雅人
発行人	土屋 徹
編集人	滝口勝弘
発行所	株式会社Gakken
	〒141-8416　東京都品川区西五反田2-11-8
印刷所	凸版印刷株式会社
DTP	株式会社グレン

●この本に関する各種お問い合わせ先
本の内容については、下記サイトのお問い合わせフォームよりお願いします。
　https://www.corp-gakken.co.jp/contact/
在庫については　Tel 03-6431-1250（販売部）
不良品（落丁、乱丁）については　Tel 0570-000577
　学研業務センター　〒354-0045 埼玉県入間郡三芳町上富279-1
上記以外のお問い合わせ　Tel 0570-056-710（学研グループ総合案内）

※本書は2019年刊行の『目で見る食品糖質量データブック』をもとに、文部科学省「日本食品標準成分表2020年版（八訂）」に準拠しています。

学研グループの書籍・雑誌についての新刊情報・詳細情報は下記をご覧ください。
学研出版サイト　https://hon.gakken.jp/